これらの写真は患者さんの御厚意により提供されたものです。この患者さんは長期にわたりステロイドの塗布と内服を続けていても改善がなく来院したものです。

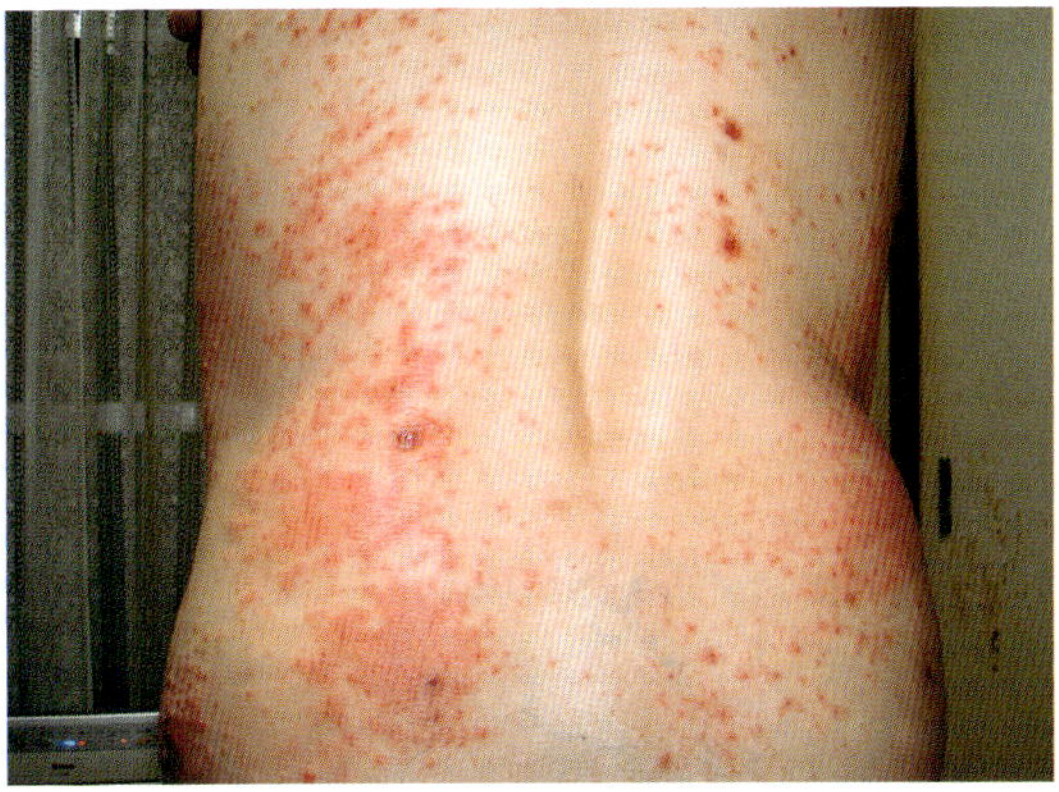

治療開始時

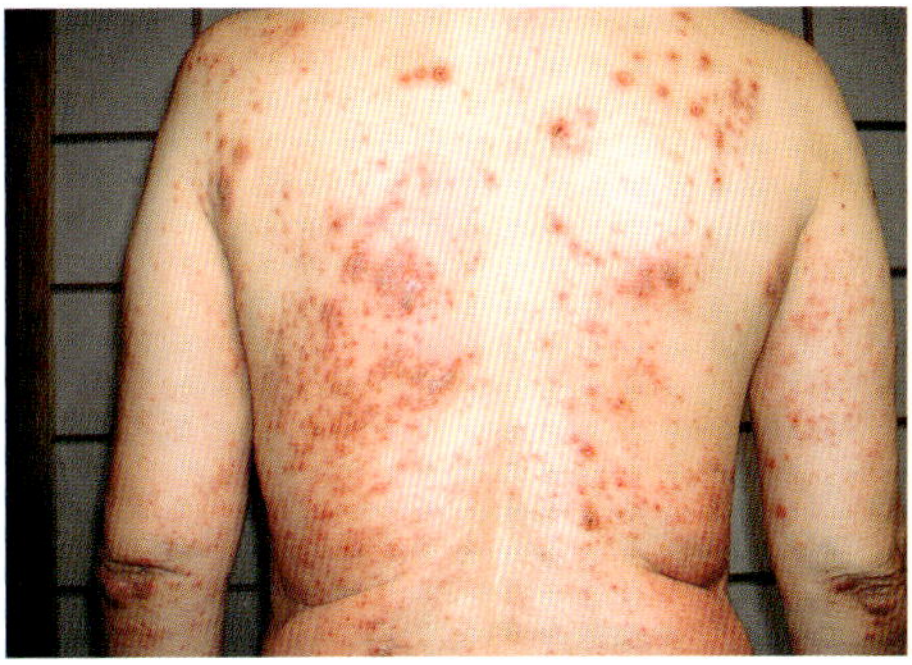

治療開始1週間程

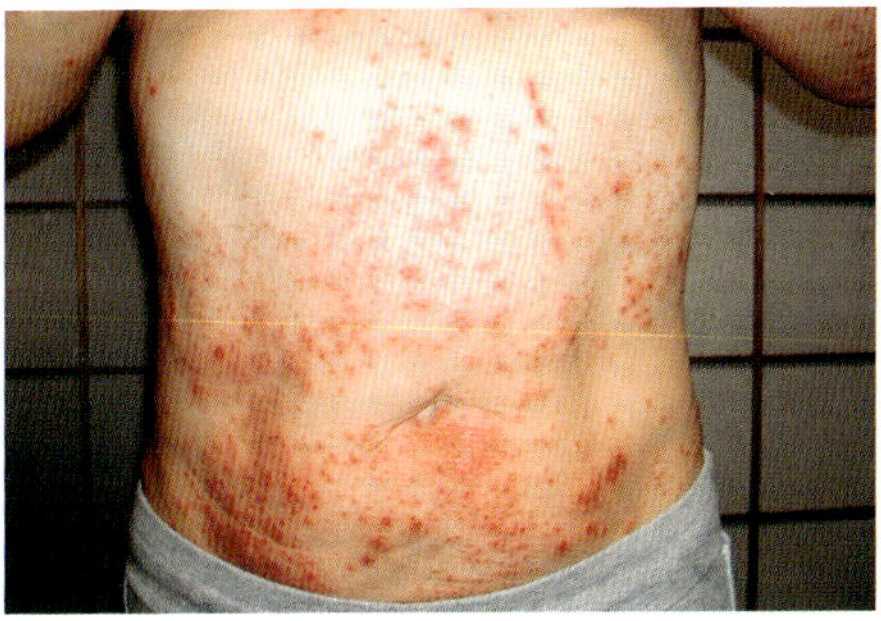

治療開始1週間程

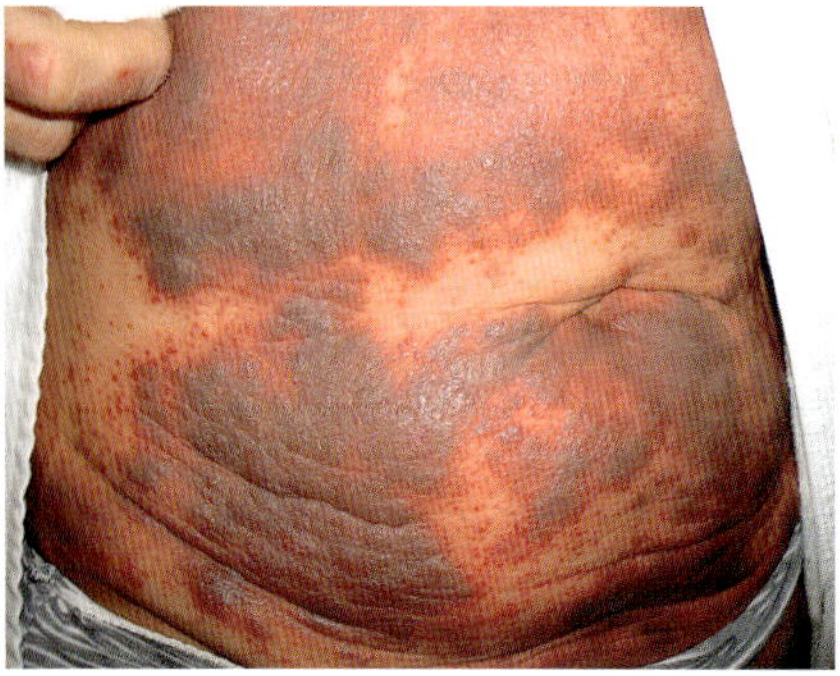

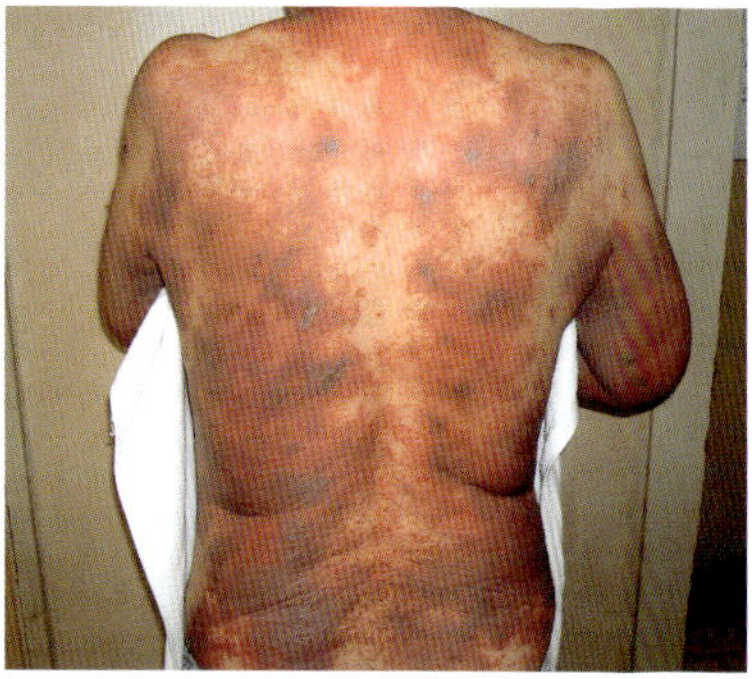

治療開始１カ月後

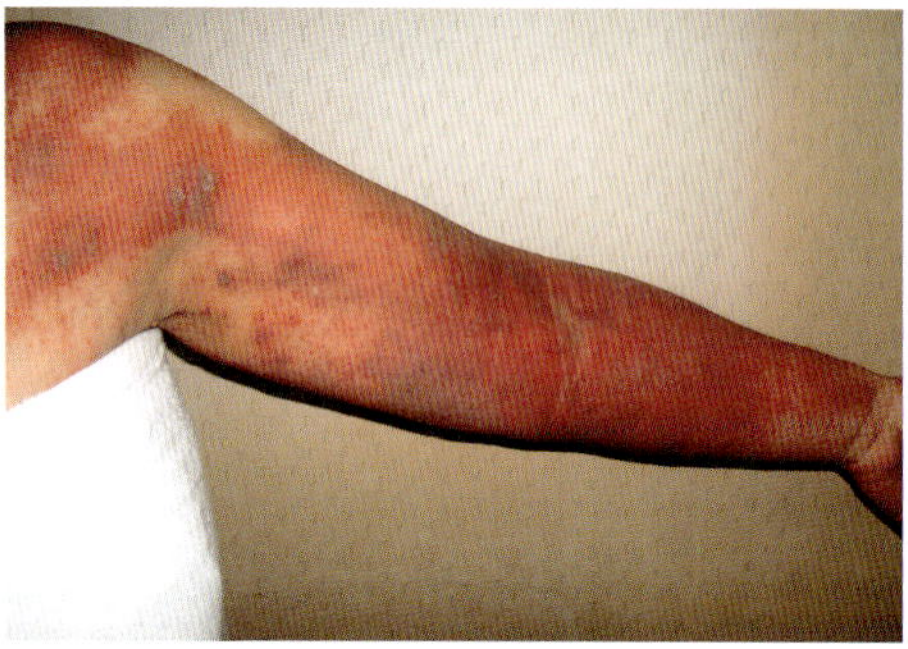

治療開始１カ月後

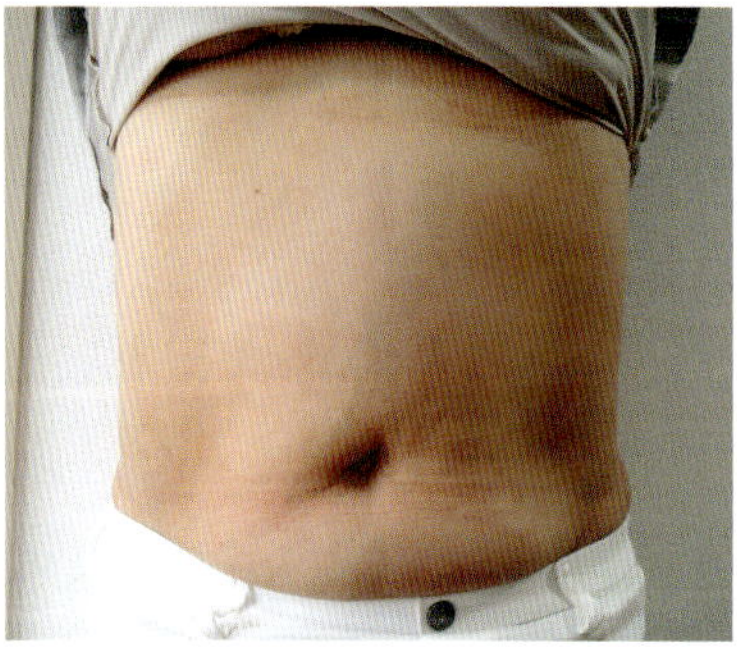

治療開始8年後

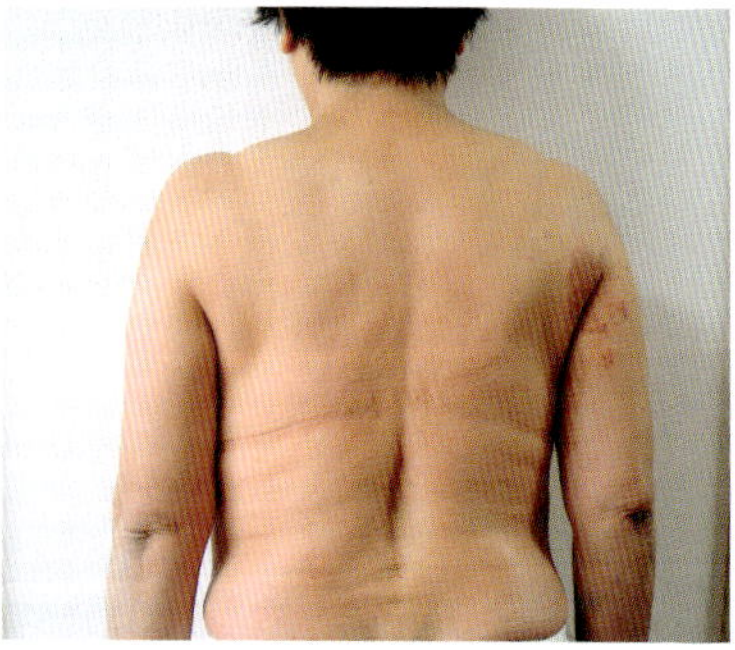

右腋窩を除き、他の部分は正常な皮膚に回復している現在も治療中である

新・アトピーが消える日

アトピーの原因が明らかに

伊藤 仁
㈳仁こどもクリニック理事長

栄光出版社

新・アトピーが消える日

目次

(1) はじめに　9
(2) アトピー性皮膚炎とは　14
(3) アトピー体質（素因）とアトピー性皮膚炎　24
(4) アレルギー疾患の分類について　29
(5) IgE（RIST、RAST）って何？　32
(6) TARCの意味　44
(7) ステロイド治療に〈治る〉はない　47
(8) アトピー性皮膚炎の重症化は医原病　52
(9) アレルギーマーチはステロイドが大きく関与　54
(10) ステロイド剤の功罪　57
(11) 逆転の発想　62
(12) 黄色ブドウ球菌の生着が問題　71
(13) 強酸性水とは　77
(14) 強酸性水による治療　84
(15) アトピー性皮膚炎が〝治った〟と言えるのは　90

⒃ アトピー性皮膚炎の原因を解明できた　95
⒄ 誤ったスキンケア　100
⒅ 強酸性水の注意点について　107
症例の紹介　109
症例のまえがき　110
子供の頃は軽かったのに　32歳　女性　111
入院するほどの重症患者　23歳　男性　114
前書を読んで来院　50歳　男性　117
IgE（RIST）値は低いのに　14歳　男児　120
ステロイド未使用で治療を始めた　5カ月　男児　123
ステロイド未使用の治療例　2カ月　男児　126
ステロイドを使うのが心配で　4カ月　男児　129
リバウンドなしで改善していった　10カ月　男児　132
乳児湿疹からアトピー性皮膚炎へ　2歳　男児　136

治療開始1カ月半でリバウンド出現　6歳　女児　139
掻いても掻かなくても治り方は同じ　5カ月　男児　143
アトピー性皮膚炎とは云われてなかったのに　2歳半　男児　147
不要な食物制限　7カ月　男児　151
ステロイドの塗り方が悪いと云われ　9カ月　男児　155
ステロイドの治療に嫌気がさして　33歳　男性　159
治療途中で通院中断・その後症状悪化して治療再開　22歳　女性　162
症状の回復に時間を要することも　32歳　女性　166
過剰な食物制限をさせられて……　7カ月　男児　169
治療開始後、しばらくしてからリバウンドが　27歳　女性　173
主婦湿疹といわれたことも　12歳　女児　176
あとがき　180

新・アトピーが消える日

―アトピーの原因が明らかに―

⑴　はじめに

まず、この本を書こうと思い立った理由から話をはじめましょう。

一昨年は、わたしにとって大きな節目になる年だったのです。わたしが市立四日市病院の小児科副部長の職を辞して「仁こどもクリニック」を開設してから、ちょうど20年になりました。

その1年前というと、新年早々に阪神淡路大震災が発生しました。早朝におきた大地震は多くの被害者を出し、いまだに忘れられない記憶として残る天災でした。

また同じ年の3月に、東京でおきた地下鉄サリン事件は、オウム真理教の手によって猛毒のサリンが通勤時間帯の地下鉄車内に散布されたというおぞましい事件でした。多数の死亡者が出たことと、いまだに後遺症に苦しむ人が数多くいるのに、真相が明かされない未曾有の事件です。その当時、通院されていた患者さんの中にもその事件の被害者がいたのでした。

世の中全体が落ち着かない時代だったのです。

当時、わたしは550床のベッドを抱える市立四日市病院の勤務医をしていたのですが、こうした世相が微妙に人間に影響を与えたのでしょうか、アトピー性皮膚炎の外来患者がとても多かったことを覚えています。医者としても記憶に残る年だったのです。

小児科外来の待合室には喘息気味で咳込んでいる子ども、成長期なのにアレルギー疾患で食べ物の制限を強いられているのでしょうか、見るからに栄養が行き届いていないようすの子ども、ガサガサと荒れた皮膚に痒みが出ているのでしょう、肌を掻きむしってしまっている子ども、こうした幼い患者があふれかえっていたのです。

その当時のアトピー性皮膚炎に対する治療法といえば、対症療法としてステロイド剤(副腎皮質ホルモン剤)を外用薬として用いる治療が中心でした。残念ながら、現在もなお、その治療方法や、考え方は変わっていないのです。

この治療法では一時的に症状は改善しても、すぐに悪化して、またステロイド剤を使用するということの繰り返しでした。

こうしたイタチごっこのような、一進一退のスパイラルから抜けられずに苦労した方は、読者の中にもかなりおいでになったのではないでしょうか。

そのほかに、アレルゲン（アレルギー症状を引き起こす原因。抗原）の除去と称して、極端な食物制限療法や漢方薬を用いた療法、温泉水を利用した民間療法などが取り沙汰されていたことを思い出します。

効果的な治療方法はもちろん、原因も発見されていなかったのです。そして、現在もなお、原因に関しては不明のままになっていました。

以前はわたし自身も、少しの疑問も抱かずにステロイド剤を使用していたのでした。

しかし、20数年前に、とあることがきっかけで強酸性水の存在を知ったのです。

この出会いがわたしのアトピー性皮膚炎の治療法に大転換をおこさせたのです。

わたしは、以前から皮膚の殺菌をすることが、アトピー性皮膚炎の治療に効果をもたらすのではないかと考えていたのです。皮膚に付着した病気の原因を除去出来たら、完治への道が拓けるのではないかと思っていたのです。

そこで、たまたま知った殺菌作用の強い強酸性水を使って皮膚の消毒をしてみたら、今までの治療法にない変化がおきるのではないかと考えたのです。

予想を超える良い結果がおこればいいが…という思いで、アトピー性皮膚炎の患者さんの了解を得たうえで強酸性水を使ってみたのです。

強酸性水というとたいそうな名前に聞こえるのですが、しょせんは水です。効果がみられないとしても、体に悪い影響が出るはずはないのです。患者さんも危険はないということを充分に承知してくれて、快く新しい試みに参加してくれたのです。

その効果は期待した以上のものがありました。

この間の事情を1冊の本にまとめて『アトピーが消える日』(栄光出版社刊)として発表したのです。


その後は現在まで、強酸性水の使用方法に試行錯誤を繰り返しながら、ステロイド剤を一切使わない治療を続けてきたのです。

こうした治療を行っていくなかで、ステロイド剤を使う治療をしていた頃のことを含めて、これまでのわたしの医師としての治療方法を一度総決算して、次への治療に反映していこうと思い、20年間を総まとめにした本の出版を決意したのです。

今までの治療結果から得たもっとも有効な治療法を確立して、満足のいく治療結果に到達できたら、完治までに少々の時間がかかっても患者さんは納得してくださるはずです。

この1冊で患者さんと医師が完治に向かって二人三脚でやっていこうと思ったのです。ここに至るまでの20年間、わたしにも迷いがあったり、新しい治療法への戸惑いがあったりしたのです。

このままでいいのか、新しい方法を導入するためには、もっと考え方を変えた方が良いのではないか。新しいことへの挑戦は、多くの不安や試行錯誤を経なければならないのです。

本書の最後には、アトピー性皮膚炎と戦い、勝ってきた人たちの苦労のカルテを読める形に直してご紹介しました。

時間との勝負です。時間に負けない気力が最高の良薬と言っていいかもしれません。そして、私が今日まで行ってきた治療法はこれだけの成果を上げてきたのです。効果が上がらない治療をしてきて、気力も失くしかけた患者さんがいたら、一度、来てみてください。完治という目標に向かって共に歩いてみましょう。

それまでは気付かなかったことや、新たに明らかになってきたことなど、多くの発見を真正面から見つめて、患者さんに信頼される治療法を確立していきたいと思っているのです。

(2) アトピー性皮膚炎とは

アトピー性皮膚炎とは、どのようなものでしょうか。ここから話を進めていきましょう。

アトピー性皮膚炎とは、アトピー体質のある人々にできる、増悪《ぞうお》と寛解《かんかい》（症状が悪くなったり、良くなったり）を繰り返して、慢性に経過する痒みの強い湿疹をいいます。アトピー体質があれば、必ずアトピー性皮膚炎を発症するかというと、そうではありません。アトピー体質は遺伝しますが、症状として発現するかは別なのです。例えば、兄弟でもお兄ちゃんはアトピー性皮膚炎を患っているのに、弟の方は少しも症状が出なかったり、あるいはその逆だったり、また両親が共にアトピー性皮膚炎なのに、子どもさんたちは発症していなかったりと、いろいろなケースがあるのです。

いままでアトピー性皮膚炎の発症原因として考えられ、現在でもまだその考えが根強く残っているのですが、玉子、牛乳、小麦、大豆といった食物や、ダニ、ハウスダスト、あるいは犬の毛、猫の毛といった環境因子と言われるものが、アトピー性皮膚炎の原因と考

⑵　アトピー性皮膚炎とは

図1

アレルゲン名称	結果　測定値	単位	クラス	アレルゲン群
スギ	↑ 4.32	UA/ml.		樹木花粉
ヒノキ	↑ 2.86	UA/ml.		樹木花粉
ネコ(皮屑)	↑ 85.50	UA/ml.		動物
イヌ(皮屑)	↑ 21.30	UA/ml.		動物
ヤケヒョウヒダニ	↑ 2.38	UA/ml.		ダニ
ハウスダスト1	↑ 7.32	UA/ml.		室内塵
卵白	↑ 100.00以上	UA/ml.		食物
牛乳	↑ 100.00以上	UA/ml.		食物
小麦	↑ 100.00以上	UA/ml.		食物
ソバ	↑ 22.40	UA/ml.		食物
大豆	↑ 60.70	UA/ml.		食物
黄色ブドウ球菌A	↑ 13.20	UA/ml.		真菌細菌
黄色ブドウ球菌B	↑ 4.50	UA/ml.		真菌細菌
	判定　基準値クラス(0.34以下)		クラス 0 1 2 3 4 5 6: − ＋ − 1＋ 2＋ 3＋ 4＋ 5＋ / 0.35 0.70 3.50 17.50 50.00 100.00 / 陰性 疑陽性 陽性	群の対応は下図を参照ください

えられてきたのです。

ですから、極端な食物制限をはじめとする食物の除去や、丁寧な掃除とか、布団を毎日干すというような生活指導が中心だったり、可愛がっていた犬や猫等のペットがアトピー性皮膚炎の原因にされ、飼ってはいけないといわれ、悲しい思いをして手放したりとか、辛い経験をされた方もたくさんいるのではないかと想像されます。そうさせていたのは、次のような事情からなのです。

みなさんが病院に行って、一度や二度は検査を受けた経験があると思いますが、特異的IgE抗体（IgE・RAST）という検査項目があります。図1に示してありますが、この検査でランパクに強い反応が出ていると、「お子さんは玉子アレルギーを持っています。玉子を食べるのは止めましょう」と言われてしまうのです。「でも、この子は玉子が大好きで、毎日食べているのですが」

と答えると、「これだけ強い反応が出ているのですから、アトピー性皮膚炎の原因である可能性が強いのです」と言い返されてしまうのです。

仕方なく、お子さんの大好物の玉子を食べなくしたのですが、アトピー性皮膚炎はいっこうに良くなる兆しが見えません。再度病院に行って相談をすると、「小麦と大豆にも反応が出ています。このふたつも食べるのを控えましょう」と、禁止項目が増えてしまいます。

母親としては悲しい思いを感じながら、中止してみるのですがまるで改善してこない、といった話をよく耳にするのです。

そして、「ステロイドの塗り薬をもっと塗らなければ治りません」とか、「掻くから治らないので掻かせてはいけません」と言われると、お母さんとしては、なにか自分が悪いことをしているような錯覚に陥って、育児や子育てに相当なストレスを感じ、日々の生活が嫌になってしまいかねないのです。このように追い詰められて、途方にくれている例が数多く見受けられるのです。こうしたことは、20年以上たった今でもよく聞く話なのですが、間違った考え方だということを、これから明らかにしていくつもりです。

また、あるお母さんは2歳のお子さんに玉子、牛乳、小麦、大豆、肉類を制限していたのですが、さらにお米にも反応があったというので、アレルギー米と称されるお米を食べさせるようになったのです。もう他に食べさせるものがないと嘆いていたのが思い出されます。

アトピー性皮膚炎の原因については、後で強酸性水による治療の結果を踏まえて説明しますが、日常の食物やダニ、ホコリなど、あるいは犬、猫などの動物が原因になることはないのです。

従来のステロイドを使用した治療法では、赤みが出たり、痒みが出たりすれば、すぐに塗り薬を使用するため、症状がたちまち消えてしまい、アトピー性皮膚炎と考えるのか、ほかの原因による皮膚炎と考えるのか、判断がしにくいことが多いのです。

しかし、ステロイドを使用せずに、強酸性水の使用で治療を行ってきて、それらの違い、そして原因が見えてきたのでした。ですから、わたしのところでは、蕁麻疹《じんましん》や喘息といったI型アレルギー（即時型アレルギー）の症状が強くなければ、食事や生活への制限は一切行っていないのです。

私も以前は、親からの体質遺伝や食べ物への過剰反応、ダニやホコリといった異物の侵入によることが発症の原因と考えて治療を行っていたのです。

アレルギー症状の原因となるアレルゲンを見つけて、患者をそこから切り離すことで再発の危険を回避するという、発症原因を除去する方法をとっていたのです。アレルゲンに近づかないこと、アレルゲンに触れないことで症状は治まり、完治すると思っていたのです。

もちろん、症状が出ている個所にはステロイド剤の使用が特効薬であると信じていたのです。ステロイド剤には症状を押さえる劇的な効果があるからです。

ステロイド剤の使用でアトピー性皮膚炎の症状はたしかに快方に向かうのですが、ここに疑問が生じたのです。

治ったはずの患者さんがしばらくすると、同じような症状を発症して再来院するのです。再発したということです。

ということは、完全には治っていなかったのです。

何故なのだろう。やはり体質を改善しない限りは、軽快と悪化を繰り返す悪循環から脱出できないのだろうか。表面的な治療しか出来ないのだろうか。

ここで考えられるのは、体質的に皮膚の弱さという欠陥を持っていて、季節ごとに再発を繰り返すパターンです。病原となるものが皮膚に残っていたり、体内に潜んでいたりするから、根本的な治療効果は発揮できないのだろう。すぐに再発する弱い皮膚の持ち主なのだろうか。

完治したはずなのに、再発する患者さんがこうも多くいるという疑問は解決されずに、いつまでも頭の中に残ったのです。

遺伝的な因子があり、気候や環境などの体質に関わることが再発の引き金になっているのだろうと思ったものでした。

体質的な部分は外部からの侵入者であるアレルゲンのようには解消できないから、再発しても仕方がないのだろうと、自分を納得させていたのです。生活環境をまるで変えない限りは再発が防げないという結論に至ったのです。遺伝子に大きな原因が潜んでいるから仕方がないことだと考えていたのです。

食べ物その他による過剰反応からの再発も、体質改善をしていかなければ完治はしないと思っていたのです。アレルゲンへの〈減感作療法〉を気長にする以外の方法はないと思っていたのです。花粉症などは〈減感作療法〉で大きな効果を上げているのですから、同じ方法で改善を待つしかないと思っていたのでした。

ところが、ある時、大きな考え違いをしていることに気が付いたのです。

完治した患者さんは当然来院しないわけで、再発して再来院する以外の患者さんはすべて元気な皮膚を取り戻したのだろう、完治率は高いはずだと思い込んでいたのです。再発の患者さんは、よほど病原に弱い体質の人だろうと思っていたのですが、この自分サイドに立った安易な考え方が微塵《みじん》に砕かれたのです。

現実はそうではなかったのです。完治していないのに通院を止めた患者さんの割合が、ずいぶんと高いことを偶然に知ることができたのです。

アトピー性皮膚炎の患者さんはなかなか治らないので、独自のネットワークを持っている方が多いのです。

あるとき、私はひとつの出来事に出会ったのです。

患者さん同士の情報というものがあって、さまざまな情報が交換されているのです。少しでも良い治療法や自分にとって効果がありそうな方法を探しているのです。ネット社会ならではの広範囲な情報網なのです。

ある病院のお医者さんは新しい治療法を試みているとか、治った人のウワサによると、どこどこの温泉は薬効あらたかだった……という情報が飛び交っているのです。速さと情報量の多さには圧倒されます。しかし、情報は玉石混淆で、石が多いので要注意ではあるのですが、私の耳にひとつのネット情報が届いたのです。

症状が軽減したので通院を止めていたら、しばらくしてひどい再発をおこしてしまった。もう一回同じ病院に行くのは気が引けるので、何処かいいお医者さんはないかと、ネット上に医師の紹介を求める声が載ったのです。

相談者は治って通院を止めたわけではないのです。

表面上の症状が消えたので、自己判断で通院を止めたのです。ところが再発してしまった。これでは同じ病院に再診で行くのは気がひける。患者さんの気持ちもわからないわけではないのです。

といって医者と患者には相性があります。信頼関係が築けるかどうかが大きく治療に関わってくるので、知り合いの医者がいるからと安易に紹介すれば事足れりというものではないのです。双方に迷惑のタネを持ち込む危険があるのです。紹介をしてもお互いに不信感を持っていたために、縁が切れてしまう関係もあるのです。

それよりも再発したら、以前のカルテがあるので、通っていた病院に行けば、過去の病状の程度や治療内容がわかるのですから、遠慮しないで再診を受けに行けばいいのです。

途中で無断終了した負い目をご本人は強く感じているのでしょう、敷居が高くてなかなか再来院できない気持ちはわかります。同じような不義理をしたら私自身も、恥ずかしさときまり悪さで、もう一回はちょっと……と思うでしょう。

患者さんの気持ちというのは複雑なのです。再診察に行きにくい原因は他にもあるのです。

再発した、つまり完治していなかった患者さんは、もう一つ満足のいく治療がされてなかったという思いが強くあって、ほかの病院を探すのです。

表面的には治ったように見えたが、根治出来なかったのは、診たて違いなのではないか、新しい治療法に長《た》けていないからではないかと疑心暗鬼になるのです。

来院しなくなった患者さんイコール完治した患者さんではなかったのです。

むしろ〈病院漂流〉の始まりです。治療に時間を要する病気ほど、医者を転々としていく傾向があるのです。

そうとは知らない私は、通院をしなくなったら、すっかり完治していたと思い込んでしまっていたのです。

再発した時点で再来院をしてくれた患者さんは、逆に言うと現実を示してくれたのですから、医者としてはありがたいことなのです。

(2) アトピー性皮膚炎とは

(3) アトピー体質(素因)とアトピー性皮膚炎

アトピー体質とは、どのようなことをいうのでしょうか。簡単にいうとアレルギー症状をおこしてもおかしくない体質と表現しても良いかもしれません。

アレルギー症状の形としては、Ⅰ型からⅣ型まであり、表1に示しました。

主にアレルギーとして認識されているのは、Ⅰ型アレルギーだと思います。例えばサバを食べると、時間をおかずに必ず蕁麻疹が出てくるサバアレルギーが有名です。みなさんもよくご存じと思います。

他にはスギやヒノキの花粉が原因でおこるアレルギー性鼻炎やアレルギー性結膜炎、ホコリや、ダニなどからおこる喘息性気管支炎、暑さや寒さからおこる寒冷蕁麻疹などがあげられます。

これらはすべて抗原(アレルゲン)に暴露されて、すぐに症状が出現する即時型アレルギーなのです。それらの原因は食物であったり、環境因子であったり物理的要因であっ

(3) アトピー体質（素因）とアトピー性皮膚炎

表1　アレルギー反応の分類（Gell と Coombs）

	同義語	抗体	抗原	メディエーター サイトカイン	受身伝達	皮膚反応	代表疾患
Ⅰ型反応	即時型 アナフィラキシー型	IgE IgG4	外来性抗原 ハウスダスト、ダニ、花粉、真菌、TDI、TMA(ハプテン)、薬剤(ハプテン)	ヒスタミン ECF•A ロイコトリエン PAFなど	血清	即時型 15〜20分で最大の発赤と膨疹	アナフィラキシーショック アレルギー性鼻炎、結膜炎 気管支喘息 蕁麻疹 アトピー性皮膚炎(？)
Ⅱ型反応	細胞傷害型 細胞傷害型	IgG IgM	外来性抗原(ハプテン) ペニシリンなどの薬剤 自己抗原 細胞膜•基底膜抗原	補体系	血清		不適合輸血による溶血性貧血 自己免疫性溶血性貧血 特発性血小板減少性紫斑病 薬剤性溶血性貧血•顆粒球減少症•血小板減少症 Goodpasture症候群
Ⅲ型反応	免疫複合体型 Arthus型	IgG IgM	外来性抗原 細菌、薬剤、異種タンパク 自己抗原 変性IgG、DNA	補体系 リソソーム酵素	血清	遅発型 3〜8時間で最大の紅斑と浮腫	血清病 SLE、RA 糸球体腎炎 過敏性肺炎(Ⅲ＋Ⅳ？) ABPA(Ⅰ＋Ⅲ＋Ⅳ？)
Ⅳ型反応	遅延型 細胞性免疫 ツベルクリン型	感作T細胞	外来性抗原 細菌、真菌 自己抗原	リンホカイン IL-2 IFN-r サイトカイン	T細胞	遅延型 24〜72時間で最大の紅斑と硬結	接触皮膚炎 アレルギー性脳炎 アトピー性皮膚炎(？) 過敏性肺炎(Ⅲ＋Ⅳ？) 移植拒絶反応 結核性空洞、類上皮細胞性芽腫

（臨床アレルギー学、南江堂、東京、2007より引用）

たりします。

アトピー体質の人は、これらの症状をおこしやすい、あるいはおこしても不思議ではないタイプの人なのですが、アトピー性皮膚炎もまた、おこしてもおかしくない人なのです。ただ、これも後ほど詳しく述べますが、アトピー性皮膚炎は、このⅠ型アレルギーではないのです。同じアレルギー疾患でも、別のアレルギーと考えてください。

ところで、わたしは患者さんや、そのご両親から、「アトピー性皮膚炎は遺伝するのですか」というご質問をよく受けるのです。

わたしは、このように答えることにしています。「アトピーの体質は遺伝します。しかし、アトピー性皮膚炎として発症するかしないかは、別と考えてください」と……。例えば3人の兄弟がいて3人ともアトピー性皮膚炎を患っている場合もあれば、1人だけがアトピー性皮膚炎というケースがあります。他の2人はまったく正常な皮膚をしていることがあるのです。

あるいは、両親がアトピー性皮膚炎であっても、その子どもたちは誰ひとりとしてアトピー性皮膚炎を発症していないことがあるのです。つまり、アトピー体質を持っているからといって、必ずアトピー性皮膚炎をおこすとは限らないことが、おわかりいただけると思います。

もう少し、詳しく説明していきましょう。

食べ物が原因でおきるのは急性アレルギー症状（I型アレルギー、即時型）と呼ばれるものです。症状としては蕁麻疹、咳込みといった喘息症状、または嘔吐や下痢などの消化器系症状がおきるかもしれないのです。

食物アレルギーは消化管などで増殖する〈マスト細胞〉が原因なのです。〈マスト細胞〉は体内に食物が入るとヒスタミンなどを分泌して炎症をおこすのです。

〈おきるかもしれない〉というのはIgE（RAST）が陽性でも、必ず発症するとは限らないからです。発症の危険性があるという目やすの検査なのです。

前に書いたように数値が高くても発症しないことがあるのです。逆に低い数値でも発症してしまうこともあるのです。

ということは症状の出方をみても、数値が高いから激しく出るとは限らないのです。ですから、ＩｇＥの数値が高いからといってむやみに怯えることはないのです。逆に数値が低いからと云って安心もできないのです。

もっと突き詰めていくと、ＩｇＥ（ＲＡＳＴ）が陰性であっても重篤な症状が出ることがあるのです。

こうした観点から、何処かで受けたＩｇＥ（ＲＡＳＴ）の検査結果が陽性と出ても、急性の症状の既往がなければ、原則として食物制限の必要はないのです。好きなものをふつうに食べていいのです。

なにかを食べて、軽い蕁麻疹を発症したときは、その物質を含む食物、例えば小麦粉に反応したときは、パンや小麦粉を材料にしているお菓子を、少しずつ食べて様子をみながら摂取していく治療方針をとっているのです。

反応のあった物質に慣れてくることで、症状が出なくなることが多いのです。

ただし、これは医師のアドバイスのもとに安全策をとっていく方がベターなのです。

(4) アレルギー疾患の分類について

現在もアレルギーの考え方の中心になるのは、表1に示した分類方法です。今までの考え方では、アトピー性皮膚炎はⅠ型アレルギーとして捉えられてきました。そのために、アレルゲンと称される原因物質の除去を中心とした治療が当たり前とされてきたのです。

そして、現在もなお、その考え方は当然のように信じられているのです。

しかし、ほんとうにそうでしょうか。わたしにはいつも疑問がついてまわっていたのです。食物が原因であるならば、完全に除去してやればアトピー性皮膚炎は改善し、完治するはずです。また、ステロイド剤の使用などはしなくてもよくなるはずです。現実には、完全に除去しても改善などするはずもなく、ステロイド剤を塗り続けているのです。

ダニやハウスダストといった環境因子もまた同様のことがいえるのです。

つまり、アトピー性皮膚炎のほんとうの原因ではないので、従来の方針に沿っていくら努力しても結果に反映してこないのです。

あるいは、掻くことが原因で、掻くことにより新たなアレルゲンの侵入をもたらし、アトピー性皮膚炎をさらに悪化させたり、治りにくくさせたりするという説が当然のように信じられているのです。そのために、掻くから治らないという言いわけめいた指導になってしまっているのです。

こうしたことに疑問を感じたわたしは、強酸性水による治療を始めるにあたって、皮膚に付着した、正確な言い方をすれば生着《せいちゃく》（トビヒなどの急性の炎症症状をおこさずに、皮膚の表面で生きつづけている状態）した黄色ブドウ球菌の殺菌だけを目的として、どの程度の効果を得られるかを知るために、食事の影響や環境因子の要因をすべて度外視をし、食物の制限もなく、掃除も普通にして、全く普通の生活をしてもらうことにしたのです。

このような条件を、協力していただける患者さんに示したうえで、強酸性水使用の承諾を得て新しい治療に踏み切ったのです。

こうしたことの詳細は『アトピーが消える日』（栄光出版社刊）に書かせていただきましたが、結果として食事の内容や環境の影響などに関係なく、アトピー性皮膚炎の症状は改善の方向に向かっていったのでした。

ここがわたしの強酸性水治療の原点であり、結果として20数年間にわたり、この治療を継続できた理由なのです。また、そのことが、アトピー性皮膚炎の真実の姿が見えてきたことに繋がってきたのでした。

(4) アレルギー疾患の分類について

(5) IgE（RIST、RAST）って何？

ではIgEとはどのようなことを示す検査なのでしょう。

IgE（RAST）とは、特異的IgEと呼ばれ、卵白、牛乳、小麦などの項目別に、どの程度の反応力があるかを調べる検査です。

特定の抗原に対する特異抗体を測定する検査で、アレルギーに対して行われる検査です。採血だけで検査ができるという利便性があります。

そして、もうひとつIgE（RIST）、非特異的IgEと呼ばれる、すべての項目のIgEを総まとめした数値を調べる検査があります。

血清中の総IgEを測定するものです。

アトピー性皮膚炎という診断を下すために、IgE抗体を検出する検査項目があります。病院に行った方なら、一度か二度はこの検査を受けた経験があるはずです。

ここで問題になるのが、この検査が誤って解釈されていることが多いことです。

卵白、牛乳、小麦、大豆といった食物に対するＩｇＥ（ＲＡＳＴ）の反応は、乳幼児期においては陽性を示すことが多いのです。

例えば、卵白や牛乳に陽性反応があると、それまで玉子や乳製品を食べていても蕁麻疹などのアレルギー症状をおこしたことがないのに、玉子アレルギー、牛乳アレルギーと診断されるのです。その結果、「食べるのを止めましょう」と指導されることが多いのです。更に、「アレルギーなので、抗アレルギー剤の内服が必要です」と云われ、処方されてしまうこともあるのです。しかし、これは完全な誤りで、症状のないアレルギーは存在しないのです。

アトピー性皮膚炎の為に検査を受けた時に、卵白、牛乳のＩｇＥ（ＲＡＳＴ）が陽性だった時には、玉子、牛乳がアトピー性皮膚炎の原因物質と決めつけられ、食物制限の指導を受けることが多いのです。

母乳栄養中の乳児なら、お母さんが玉子、牛乳、乳製品を止められてしまうのです。

厳しい食物制限をしてもアトピー性皮膚炎の症状は改善されないのがふつうです。アトピー性皮膚炎の原因は食事にはないのです。食物制限の必要はないのです。

アトピー性皮膚炎の原因は食事ではないことが、この強酸性水の治療法からわかってきたのです。

注意しなければならないのはⅠ型アレルギーの症状だけなのです。Ⅰ型アレルギーというのは抗原抗体反応がすぐに出やすいアレルギーなので、即時型アレルギーとも呼ばれています。花粉症や蕁麻疹が典型です。

しかし、これもIgE（RAST）が陽性だからといって、必ず症状が出るとは限らないのです。症状が出る可能性があるというだけなのです。

逆に陽性反応が出なかった人でも発症の危険はあるのです。IgE（RAST）が陰性だから絶対安全というわけではないのです。

ですから、この検査の結果は、参考値程度に捉えておいた方が良いのです。

乳幼児のケースでは、はじめて離乳食に玉子を食べたとき、口の周りが赤くなった、体に蕁麻疹が出たという話をよく耳にします。

これはⅠ型反応の中でも軽度のものと思ってください。こうしたときは、少しずつ慣らしていくと自然と出なくなっていくのです。

何かを食べたら蕁麻疹が出たというときは、すぐに禁止するというのではなく、少量ずつを与えて慣らしていくことが一番なのです。

もちろん、アナフィラキシーショックや嘔吐、下痢、喘息などの強い症状が出たときは、中止して改善してこなければ、医師に診せるといった慎重な判断が必要なことは言うまでもないことです。

幼児期を過ぎていくと徐々に食物関連のＩｇＥ（ＲＡＳＴ）は低下する傾向になります。食べ物に慣れていくのでしょう。

逆にダニ、ハウスダスト、犬や猫の毛といった環境因子が陽性になってきます。ＩｇＥ（ＲＡＳＴ）に対して反応が出てくるようになります。

ここで注意したいのは、こうしたことも、この治療法をすすめるうちにアトピー性皮膚炎の原因ではないということがわかってきました。

こうした原因が発症させるのは、咳などの喘息症状や、アレルギー性の結膜炎、鼻炎といったI型アレルギーなのです。しかも発症の可能性があるというだけで、検査結果の数値が高くても、必ず発症するとは限らないのです。

ですから食物制限をはじめ特別な禁止項目を設定しなくても、ふつうの日常生活が送れるのです。

⑸　ＩｇＥ（ＲＩＳＴ、ＲＡＳＴ）って何？

ここまで書いてきたことを、実際例としてみてみましょう。繰り返しになりますが、図

図1

アレルゲン名称	結果 測定値	単位	アレルゲン群
スギ	↗ 4.32	U_A/ml.	樹木花粉
ヒノキ	↗ 2.86	U_A/ml.	樹木花粉
ネコ(皮屑)	↗ 85.50	U_A/ml.	動物
イヌ(皮屑)	↗ 21.30	U_A/ml.	動物
ヤケヒョウヒダニ	↗ 2.38	U_A/ml.	ダニ
ハウスダスト1	↗ 7.32	U_A/ml.	室内塵
卵白	↗ 100.00以上	U_A/ml.	食物
牛乳	↗ 100.00以上	U_A/ml.	食物
小麦	↗ 100.00以上	U_A/ml.	食物
ソバ	↗ 22.40	U_A/ml.	食物
大豆	↗ 60.70	U_A/ml.	食物
黄色ブドウ球菌A	↗ 13.20	U_A/ml.	真菌細菌
黄色ブドウ球菌B	↗ 4.50	U_A/ml.	真菌細菌
	判定 基準値クラス(0.34以下)		群の対応は下図を参照ください

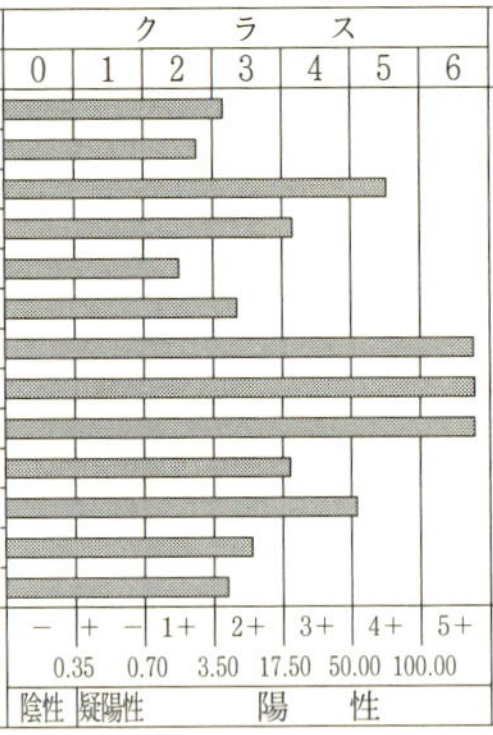

1にあげた検査結果をもう一度見てください。

一般にアレルギー検査と言われるもので、すべての項目に陽性を示した患者さんのケースを示しました。皮膚の状態からアトピー性皮膚炎の症状が出ていると来院したのです。

図1の例ならば卵白に強い症状が出ています。この結果から、前に書いたように「お子さんには玉子アレルギーがあるのです。玉子の摂取をやめましょう。玉子が含まれている食品についても、注意して摂らないようにしましょう」と指導されます。

「この子の一番の好物が玉子で、毎日欠かしたことがないのですが」と、親御さんとしては、なんとか少しでも…、と可能性を残したいと思うのが人情です。医者も人の子ですから、妥協できれば、許可したいのはやまやまなのです。しかし、高い数値が出ていては〝本人のため〃が第一になるのです。

ここで問題がおきるのです。

「これだけ反応が強く出ているのですから、玉子がアトピー性皮膚炎の原因と言っても良いのです。完治を目指すのなら、ちょっと我慢しなくては…」と断定される危惧があるのです。

仕方なく食卓から玉子が姿を消すのですが、アトピー性皮膚炎の症状に改善の兆しが見えません。逆に症状がひどくなってくることさえあります。

そこで再度病院に駆け込んで相談をします。大事なことなので、繰り返しますが、「玉子を中止しても効果がないのですか。では、玉子に次ぐ高い数値が出ていた小麦と大豆を止めてようすを見てみましょう」

禁止食品が増えるだけの結果になってしまいました。悲しい思いが重なるだけでいっこうに良い結果が出てこない。こうした話をよく耳にするのです。

あげくの果てに「ステロイド剤をもっと塗らないとダメ」とか「掻くから治らないので、絶対に掻かないように注意してください」とか、患者さんや患者さんのお母さんが注意事項の厳守を怠っているような展開になっていくのです。

患者さんのお母さんは育児や子育てに相当のストレスを感じてしまい、日々の生活に嫌悪感を抱くほどに追い詰められ、途方に暮れてしまうという例が珍しくないのです。

後で詳しく書きますが、こうした考え方は誤っているということをしっかりと記憶しておいてください。

この検査結果からは、こうした生活指導を指図《さしず》されることが大半なのです。

また、こうした例もあるのです。

前述した2歳のお子さんを持つお母さんです。この子に対して玉子、牛乳、小麦、大豆、肉類を制限して、さらには醤油も使えない、油も使えない、砂糖もダメ、使えるのは塩だけといった具合で、野菜スープ中心の食事を食べさせていたのです。しかし、このように制限食品が多いと、食べるものの幅が狭まり、とくに成長期に入ろうというお子さんにとっては、健康に育つための栄養素が大きく不足してしまうのです。

いったい、何を食べさせたらいいのか分からなくなるでしょう。

食物制限の話になると、このお母さんの嘆きをいつも思い出すのです。

しかし、アトピー性皮膚炎の原因に関しては、日常生活でふつうに食べている食物ならまず問題はないのです。さらに発症原因とされているダニやホコリ、または犬や猫といったペットも原因になることはまずないのです。

何故、こうしたモノがアトピー性皮膚炎の原因と誤解されてきたのでしょうか。

従来のステロイド剤を使った治療法にこそ原因があるのです。

ステロイド剤を使用した治療法では、皮膚に赤みが出たり、痒みが出たりすると、すぐに塗布薬使用を開始するのです。ステロイド剤は対症療法としてはバッグンの効果を発揮します。塗布することで症状はすぐに消えてしまいます。

ということは、アトピー性皮膚炎があっても、症状がひどくなる前にステロイドで消されてしまうのです。

アトピー性皮膚炎が原因なら、これでは治っていないので時間が経てば再発するのです。そこでまた塗布剤を塗布する、という繰り返しをしている間に重症化していくのです。

原因不明のいたちごっこに巻き込まれてしまうのです。

私はステロイド剤を使用せずに、強酸性水を使う治療を行ってきて、今までの治療法の誤りや、今までの治療法を大幅に見直しすべき方法がわかってきたのです。

(5) IgE（RIST、RAST）って何？

つまり蕁麻疹や喘息といったI型アレルギー（即時型アレルギー）の症状が強くなければ

ば、食物制限や生活上の制限は行わないのです。

そして、アトピー性皮膚炎の原因がなんであるのかに辿り着いたのです。

次にＩｇＥ（ＲＩＳＴ）の数値について説明します。

ＩｇＥ（ＲＩＳＴ）の値が高値だと、アトピー性皮膚炎が重症だとか、低値だと軽症といった話をよく聞きますが、これは的を射た話ではありません。ステロイドを使っていない治療法だからわかったことですが、ＩｇＥが低値でも、重症のアトピー性皮膚炎もあれば、高値でも軽症の人がいるのです。ですから、ＩｇＥの値と症状の程度は比例しないのです。

ＩｇＥ（ＲＩＳＴ・ＲＡＳＴ）の高低は、ステロイドの使用状況により、どのようにでも変化するのです。ステロイドを充分量塗っていたり、ステロイド剤の内服をしていたりした場合には、当然ＩｇＥ値は低下します。

また、ステロイド剤に対して、効きやすい体質であった場合には、ステロイドの量が少ない場合でも、ＩｇＥは低下することもあるのです。とくに乳幼児の場合には、ステロイドが吸収されやすい皮膚なので、少し使用するだけで、その効果は顕著に現れます。

ですから、ステロイドの使用時、あるいは使用後間もないときのＩｇＥ値は、信頼性に乏しいということがわかったのです。

わたしのところでは、治療開始後6カ月で2回目の検査をしますが、以前にステロイドを大なり小なり使用していた場合には、IgE値が最初の値と比べ大幅に上昇することがわかったのです。このことは、ステロイドによって抑え込まれたIgEの反動と考えざるを得ないのです。ステロイドを使用しなかったことで、わかったことがたくさん出てきたのです。

(5) IgE（RIST、RAST）って何？

IgE（RIST）の数値が一万、二万とあっても症状の軽い人がいるのです。

逆に200、300という低い数値でも重症のアトピー性皮膚炎をおこしている人もいるのです。

前述したようにIgE（RIST）の数値が高いと重症なアトピー性皮膚炎だとか、数値が低ければ軽症だからそんなに心配しなくても大丈夫、といった判断をしているという話をよく耳にします。

これはとんでもない間違いなのです。

ステロイド治療をしていないから、わたしはこの間違いに気付いたのです。

IgEの数値が低くても重症のアトピー性皮膚炎の患者さんがいます。高い数値でも軽

表2　日本アレルギー学会アトピー性皮膚炎重症度基準

軽　症	面積にかかわらず、軽度の皮疹のみみられる
中等症	強い炎症を伴う皮疹が体表面積の10%未満にみられる
重　症	強い炎症を伴う皮疹が体表面積の10%以上、30%未満にみられる
最重症	強い炎症を伴う皮疹が体表面積の30%以上にみられる

＊1：軽度の皮疹：軽度の紅斑、乾燥、落屑主体の病変
＊2：強い炎症を伴う皮疹：紅斑、丘疹、びらん、浸潤、苔癬化などを伴う病変

症の患者さんはたくさんいるのです。ということはIgEの数値は症状の程度には関係ないのです。数値が高いけれど発症しない人がいても不思議ではないのです。

この診断を誤る原因のひとつにステロイドがあるのです。

IgE検査の結果は、ある程度のアレルギー体質がある患者さんなのかどうかという目安になるとともに、私の場合は、これまでのステロイド剤の使用頻度や強めの薬剤を使っていたかどうかという過去の治療方法を知るデータにしているのです。

数値の多少だけに着目して、そこに頼ってしまうと判断ミスを犯す危険があるので、総合判断の1項目として参考にするのです。数値を全面的に頼りにしてしまうと、本当の症状を見落としてしまう危険があるのです。

IgEはアレルギー体質の判断材料であって、アトピー性皮膚炎の重症度の判断基準にはならないのです。前述したようにこの違いを混同したところでの診断は大きな禍根を残すことになるの

です。

アトピー性皮膚炎には、重症度基準というものがあります。表2に示してありますが、この基準もステロイドの使用方法によりかなり変化する可能性があるのです。その為に、わたしのところではこの基準は用いないようにしているのです。

⑸　ＩｇＥ（ＲＩＳＴ、ＲＡＳＴ）って何？

(6) TARCの意味

この検査項目は、2008年より健康保険が適用されるようになり、日常の診療で使えるようになったのです。健康保険が適用されるということで、IgEを目安とした手探りのような判断をしなくても良くなったのです。

TARCがどのようなものかを適切に表現する日本語がまだないのですが、血液中に存在するアトピー性皮膚炎の重症度を的確に、かつ客観的に評価できる検査項目と思ってください。

TARCの検査法が出てくるまでは、アトピー性皮膚炎の重症度を把握するには、客観的にみる方法として、IgE（RIST・RAST）の値の動きを利用してきました。数値の高低で症状が改善しているかどうかを推測していたのです。

後述しますが、IgEの数値ではアトピー性皮膚炎の重症度を正確には捉えられないのです。数値をどのように見るかで、医師の判断の差が出てくることも少なくないのです。

その後、ＴＡＲＣの登場によって、客観的に判断できるようになったのです。アトピー性皮膚炎症状の程度が軽くなれば数値は下がってきます。つまり炎症が沈静化してきたということなのです。逆にアトピー性皮膚炎の炎症の度合が強くなれば、数値は上昇してきます。

症例をあげて説明する中で、どのように数値が変化するかを直接に見ていただきます。経過を追う中で、どのように数値が動いていくかが理解できるはずです。

ＴＡＲＣの検査によって、従来参考としていたＩｇＥ（ＲＡＳＴ・ＲＩＳＴ）の検査よりも、アトピー性皮膚炎の重症度が、見た目ではなく数値として知ることができるようになったのです。つまり患者さんの状況を数字によって的確に把握できるようになったのです。

これはとてもありがたいことなのです。

「ちょっと良いかな」とか「治療を続けながら、具合を見ていきましょう」といった抽象的な言い回しの必要がなくなったのです。

この検査項目のおかげで、わたしの行っている強酸性水の治療の有効性が明確に証明す

⑹　ＴＡＲＣの意味

ることができるようになったのです。

　そしてステロイド剤の使用や免疫抑制剤の使用なしで、ＴＡＲＣ値の低下を導くことができたのは、この強酸性水の治療がアトピー性皮膚炎の真の原因に迫ることができた大きな要因となったのです。

(7) ステロイド治療に〈治る〉はない

ここで再三、本書に登場するステロイド剤について述べておきます。

現在でもなおアトピー性皮膚炎の治療の根幹は、ステロイド剤の使用による症状の抑制、タクロリムスという免疫抑制剤の使用が中心になっています。

最近では、プロアクティブ療法という、症状のないときでもステロイド剤を使用し、TARCの値を見ながら、積極的に症状を抑え込もうという治療法が拡がってきたのです。

しかし、これは対症療法であって、根治療法ではないのです。ステロイドを積極的に使用すれば、アトピーの炎症状態を一時的にせよ抑え続けることはできるでしょう。一見すると正常と思われる皮膚が維持できれば、それを寛解という言葉で表現しているのですが、所詮はステロイドなのです。正常な皮膚にはもどっていないのです。つまり、赤みやカサカサのない正常そうに見える皮膚でも、痒みは消えていかないのです。痒みを起こす素因が残っているのです。

一例を挙げれば、アトピー性皮膚炎でステロイドを使用しているお子さんの話として、「きれいな皮膚をしているのに、お風呂から出るといつも体を掻いているんですが、掻く癖がついてしまったのでしょうか」

このような言葉をよく耳にするのです。それは、前にも述べたように、正常な皮膚にはもどっていないからなのです。それは、子供に限らず成人の場合にも当てはまるのです。その治療を中止した後に、遅かれ早かれステロイドのリバウンド症状が出現し、症状は更に悪化した状態になっていくのです。

今や、アトピー性皮膚炎の真の原因を棚上げにし、ステロイドの使用量をいかに減らすかといった努力をないがしろにする愚行としか云いようのないものだと考えざるを得ないのです。

成人型のアトピー性皮膚炎は治りにくいという言葉をよく耳にしますが、それは、とりも直さずステロイド治療の結果として引きおこされたものなのです。

ステロイドが原因で悪化しているのですから、その状態にステロイドをいくら使用しても改善しないのは、当然といえば当然と考えられるのです。

繰り返しますが、ステロイド剤や免疫抑制剤は、一時的に症状を抑えることが出来ても、根治を目指す治療法ではないのです。

そして、皮膚炎の症状が悪化したときに、医師側からは「ステロイドの使い方が悪かった」とか「掻くのを止めなかったから治らない」といった患者側の責任に帰するような指摘をされるのです。

こうしたことがあるので、患者側は根本治療法ではないのに「ステロイド剤を医師の指示通りに使っていれば大丈夫」という迷信を金科玉条にしてステロイド剤を塗りつづけ、疑問を感じてもそれは封印して、使い続けるのです。戸惑いを覚えながら使い続けてしまう方が多数いると思われるのです。

一時的に症状が改善しても、治ったと解釈するのは間違っている考え方なのです。それなのにステロイド剤を長期に使い続けた患者さんが5年、10年、15年後にどのようになっているかを考えてみてください。ステロイドを勧める医師は、患者さんを長期に治療観察した経験がないのではないかと疑いたくなるのです。

そして、大部分の人たちは、医者を渡り歩くドクターショッピングをして、転々と新しい病院の扉を叩き、ステロイド剤に替わる治療法を求めているのです。それだけステロイド剤に見切りをつけている人々は多いということなのですが、代替できる療法がなかったのも真実なのです。

ステロイド療法を止めたときに、大なり小なりの症状の悪化がみられます。顔面にステロイド剤を多量に使っていた場合には、顔全体が腫れあがり、真っ赤になって、リンパ液が浸出しジュクジュクとした状態になります。痒みも強くなり、掻きむしらずにはいられないようになります。

夜も眠れなくなります。

これは顔面に限らず、何処に使用していても同じような状態になるのです。ステロイド剤を長期間、多量に使っていた部分にはおきやすい症状なのです。

これをステロイドのリバウンド現象と言います。

通常、治療する側としては、このような症状がおきる前にステロイドを塗るか、ステロイドを内服するといった処置をして症状を改善させます。

これを治ったとか、治したと解釈するので、ステロイドを使わずに経過を見ながら治療していったら、どのように変化をするかを体験した医師が少ないのではないかと思うのです。

(7)　ステロイド治療に〈治る〉はない

アトピー性皮膚炎のリバウンドは、ステロイドの使用を中止した直後に出る人もいれば、しばらく期間を置いてから発症する人もいます。その期間は数カ月のこともあれば、数年経ってからということもあります。原因はアトピー性皮膚炎には活動期と休止期があるので、この期間と関係してくるので、人それぞれによって違うのです。

(8) アトピー性皮膚炎の重症化は医原病

では、アトピー性皮膚炎が重症化する原因はどこにあるのでしょう。

最大の原因はステロイドを安易に使ってしまうことにあります。ステロイド剤や免疫抑制剤を使えば、免疫力を抑えるので一時的に症状は改善します。

しかし、抑えられた免疫力は徐々に蓄積して、今まで抑制できたステロイドの強さや使用量では抑えきれなくなるのです。そこでより強力な薬の使用になっていくのです。

従来のように一度症状を抑えてから、徐々に弱いステロイド剤に変更していくやり方では、多くのケースは途中で悪化してしまうのです。というのは抑え方が強ければ、反動も強い力で現れるのです。抑えに抑えを重ねた結果、重症化するのです。

アトピー性皮膚炎の重症化は、ステロイドによる医原病（医療が原因で発症する病気）と考えるべきなのです。

それは、乳幼児から成人に至るまで、アトピー性皮膚炎に対してステロイド剤の過剰な使用や内服薬の使用により、使用期間が長ければ長いほど一時的に症状を抑えることができても、アレルギーをおこすエネルギーは抑制され続け、その結果として症状は改善されるどころか、停滞、あるいは悪化の一途をたどることになります。

そもそもステロイド剤は根本治療薬ではなく、対症療法にすぎないのだということを忘れた結果が、アトピー性皮膚炎の重症化をもたらすものだと考えるべきなのです。

わたしの前作『アトピーが消える日』は、症状の改善にはステロイド剤しかないと思われていた時代に、代替療法の可能性として一石を投じたものでした。


その後、私の医院で受診される患者さんたちは「ステロイドは使いたくない」「ステロイドはもうこりごりだ」とおっしゃる方が多くいました。その中から時間がかかっても辛抱強く通院される患者さんたちとともに、ステロイドなしで、強酸性水の治療を行っていったのです。

するとステロイドの使用時には見えてこなかったアトピー性皮膚炎の真の原因が明らかになり、「治る」というひと言が導き出せたのです。

(9) アレルギーマーチはステロイドが大きく関与

アレルギーマーチという言葉があります。同愛記念病院小児科医長、馬場実先生が提唱した言葉ですが、アレルギー素因を持つ人がアトピー性皮膚炎から始まり、喘息、アレルギー性結膜炎、鼻炎といった一連のアレルギー症状を次々におこしていくというものです。

現在もそうなのですが、このようになる原因は皮膚を掻くことでアレルゲンが皮膚から侵入して、新たなアレルギー症状を出現させるという考え方が定説になっているのです。その理由から、掻いてはダメ、とか掻くから治らない、とかの指示が当然のようになされてきたのです。

しかし、私の強酸性水による治療においては、掻いても掻かなくても治りかたは一緒、という考えのもと、掻くことに対して特別の注意はしてこなかったのです。

痒みというのは、アトピー性皮膚炎の原因ではなく、炎症による結果なのです。そして、掻くことに関係なく、同じような経過で治っていくことを確認できているのです。

　更に、小学生位になってくると、アトピー性皮膚炎の他に喘息性気管支炎も合併して、ステロイドの吸入薬を使用している患者さんも少なからず来院するのですが、そのような患者さんの家族の話を聞いてみると、できればステロイドの薬は使いたくないという思いが強く、そのような場合にはステロイドを中止し、経過をみながら治療を行っていくことにしているのです。

　そうした中で気付いたのは、アトピー性皮膚炎の程度が軽くなり、皮膚が改善してくると、喘息の発作の回数が減ってくるのがわかってきたのです。あるいは、発作の程度が軽くなってきているのがわかってきたのでした。

　このことの意味を考えた時、現在も続けられているアトピー性皮膚炎に対してのステロイド治療が、アレルギー反応を抑制することにより、その抑えられているエネルギーが過剰となり、他の臓器に反応のターゲットが移行し、発症を促進する、つまり、アレルギーマーチが形成されるのではないかと考えられるのです。後述する症例の全てにおいて、皮膚の改善と共にIgE（RIST）の低下が認められるのですが、ステロイドを使用している症例においては、ステロイド使用時にはIgE（RIST）は下がるものの、効果が薄れてくると再上昇するという現象がみられるのです。

即ち、ステロイドの使用こそが、アレルギーマーチの一因となっているのではないかと考えられるのです。

ステロイドの使用は極力避けるべきであるというのが、私の強く思うことなのです。

(10) ステロイド剤の功罪

アトピー性皮膚炎にかかった時、一般的に医師は症状を抑えるために、まず次のような指導をします。

①皮膚を清潔に保つなどの日常生活の指導。
②ステロイド外用剤などの使用。
③抗アレルギー剤内服で皮膚炎をコントロールし、抗ヒスタミン剤内服で痒みをとめる。

簡単に言ってしまえば、現在、最良の治療法はステロイドなどの軟膏を使い、スキンケアに配慮することなのです。さて、このステロイド剤ですが、アトピー性皮膚炎の治療薬としては、一般的にもっとも多く使用されています。一時的には痒みや炎症を抑える効果があるので、つい症状が強いと頼ってしまうのです。

ステロイド剤には血管を収縮させる作用があります。アトピー性皮膚炎の患部は血管が拡張しており、血管を収縮させて炎症や痒みを一時的に抑えるわけです。血管を収縮させるので、赤みも減るわけです。つまり、ステロイド剤の使用は、根本的な形で皮膚炎を治療しているのではなく、あくまでも対症的な方法なのです。

ステロイドというのは、体の中の臓器である副腎が体液、ミネラルや糖分のバランスを保つために分泌するホルモンの1種なのです。鉱質ホルモンと糖質ホルモンの2種類があります。このホルモンの体内分泌は、早朝がピークとなって分泌されています。だから、分泌の少なくなる時期の夜の入浴後や、入眠時に痒みなどが出て、症状の悪化が起きるわけです。また、明け方にようやく眠ることができるのは、自分の体内で産生されたステロイドホルモンがピークになり症状が緩和されるためと考えられます。

しかし、ステロイド剤は一時的な効果は高いため、使いはじめると使用頻度が増えたり、強いステロイド剤へ移行しがちになります。ステロイド剤の強弱は、血管収縮指数により五段階に分かれています。

最初は、ステロイド剤を使うと炎症を起こしていた肌が、ウソのようにきれいになり、痒みを抑えたりしますが、根本的に治療されるわけではないので、また、皮膚炎が起こります。そのたびに、ステロイド剤を使用すると炎症を起こすサイクルが短くなり、徐々に使用頻度が多くなるわけです。

　顔には弱いもの、身体には強いものと使い分けていますが、徐々に強いステロイド剤へ移行するようになることが多く、弱いステロイド剤を使うほど効果は薄くなり、全身の痒みも激しくなってきます。こうしてステロイド剤への依存がはじまり、やめられなくなっていくのです。といっても、ステロイド剤をどのように使っても、副作用やリバウンド（ステロイド剤の使用を止めたために起こる反発症状）がなければ問題はないのですが、副作用やリバウンドを引き起こすおそれがある以上、あまり過度な使用はすすめられないわけです。

　また、ステロイド剤には副腎機能を抑制する作用があります。そのため、使用を中止すると、抗炎症作用としても働くステロイドホルモンの相対的な分泌不全状態となり、リバウンドと呼ばれる症状の悪化が起こります。人によって異なりますが、中止後２、３週間で顔が赤くなって腫れあがる潮紅や、皮膚が剝《む》けジュクジュクする状態が２カ月から３カ月ほど続いたりします。時によっては、発熱や悪寒《おかん》、吐き気などを伴うことすらあります。

　前にも述べたように、ステロイドは副腎皮質が分泌するホルモンです。それを外部から補っているうちに、人体はさぼって正常な量を作らなくなってしまうのです。ですから、ステロイド剤の使用を中止すると、必要なホルモンが欠乏した状況になり、いままで抑えていた病的要因が一気に噴き出してしまうことになります。ひどい時にはショック状態さえ引き起こしてしまうこともあり、一種の副腎機能不全のような怖い状態をまねくこともあります。また、同じ場所に何回も、しかも長期に使用し続けると、皮膚が萎縮し皮薄化という現象がおこるのです。

ステロイド剤に依存した期間が長かったり、強いものを常用していると、それだけホルモンの生成能力は低下するので、一般的に副作用も激しいものとなります。人によっては、ステロイド剤の使用を中止してもそれほど過激な症状を起こさないこともあり、長く使用したから必ず過激なリバウンドを伴うとは限りません。人により症状が様々であるように、リバウンドも人により様々です。

アトピー性皮膚炎の患者さんは、ステロイド剤からなんとかして離れたいと思い、そのためにいろいろな療法を試しています。アトピー性皮膚炎に効くという噂や宣伝などを聞いて、子供のために数百万円もの費用を使ったという話もあります。

それは、いままで述べたようなステロイド剤の持つ副作用やリバウンドなどに、多くの患者さんが恐怖感を持ちはじめたからなのです。

(11) 逆転の発想

アトピー性皮膚炎という病気の正体の見えなさに、医師として辟易していました。正体がわからなければ、決定的な手が打てないからなのです。

そこで最初にしたことは、繰り返しになりますが食物制限の解除です。

これは患者さんにとってはたいへんに嬉しいことです。食物制限のために、大好物が食べられなかったのですから、とても苦痛だったはずです。

お子さんが玉子が入っているからとマヨネーズが食べられなかったり、アイスクリームを禁止されたりしたら、どれほど悲しいことでしょうか。お酒を禁止されたお父さんを想像してください。がっかり具合がわかるでしょう。

食べることは人間にとって最大の喜びです。それを制限されるというのは、刑罰に匹敵します。成長期の子供への食物制限は、栄養補給にもかかわるのですから、とんでもないことだと思ったのです。

どうして私が食物制限の撤廃に踏み切れたのでしょうか。医師全員がしてきたことに反して、独りだけ違うことをするのは、とても度胸が必要なのです。

私はこのように考えたのです。

たしかにアトピー性皮膚炎がアレルギー疾患の一部であるなら、アレルゲンを含む食物の摂取は激しい症状を引き起こす危険が大きいのです。

しかし、病気の原因になったり、病気に影響を及ぼさないなら避ける必要はないのです。逆に好きなものが食べられないストレスは心因性疾患の原因になりかねません。ストレスが人間の体や心に及ぼす影響は計り知れないのです。

ストレスが原因というと精神的な病気を思い浮かべるでしょうが、ストレスの肉体に及ぼす影響も多々あるのです。胃潰瘍、過敏性大腸症候群、本態性高血圧、気管支喘息、片頭痛、円形脱毛症等々がすぐにあげられます。

人間にのしかかってくる心配事は、心の持ちように大きな影響を与えるのです。

明日は試験だ、面接だと思うだけで胃がきりきりと痛む経験は誰にもあるでしょう。会社の命運を左右するようなプロジェクトのプレゼンテーションをしなければならない、前の晩は眠れないようなプレッシャーを感じることでしょう。

育児ノイローゼから円形脱毛症になった経験を持つお母さんはずいぶんとおいでになるのです。

ですから食物制限がストレスになって、体と心に想像を絶するプレッシャーをかけていることがあるのです。気付かずにいて重大な悪影響を出現させてしまっては本末転倒です。必要のないブレーキをかけることで、マイナスを引き寄せてしまったら、これほどバカらしいことはないのです。

成長期の子供なら、必要な栄養分を摂取出来ない弊害は大きなマイナスを招いてしまうのです。成長を阻害したり、脳へ悪影響を与えたりしたら、取り返しがつきません。

アトピー性皮膚炎とともに強いI型アレルギー疾患を抱えている患者さんには許可はしませんが、徐々に慣れさせるようにしたいのです。それ以外の患者さんには好きなモノならなんでもかまいません、ドンドンと食べることを勧めたのです。

今まで止められていた大好物が自由に食べられるだけでも、気分が明るくなるのです。従来の制限を厳守しているお医者さんには、このような何でもアリという治療法はとんでもないことと、目をむくような暴挙と映ったでしょう。

しかし、食物制限を解除したことで、体力が付き、かえって薬剤を投与するよりも、患者さんにとってはプラス方向への効果が出てくるのです。

お子さんに勉強をしろ、テレビを見るなら教科書を読めというよりも、自由な時間内で、勉強時間を自分でスケジュールさせた方が良い結果をもたらすことがあるのです。気楽になった分、自分でやらなければならないという自立心が生まれてきます。そのための障害になるものを取り除いたり、良い環境を作ったりするのに手を貸すのが良いのです。

食物制限の撤廃は、このような力を生み、育てる原因になります。

もちろん、ストレスがアトピー性皮膚炎の原因になるということはありません。念の為、申し添えておきます。

そして、次に痒かったら掻いてもかまわないということです。アトピー性皮膚炎にかかると、皮膚のガサガサ具合が気になるものです。アトピー特有の、痒みが出て当たり前の皮膚になっているのです。とくに幼い患者さんは、肌の異常が気になるとつい患部を掻いてしまうものです。

ですから皮膚を掻くことや、患部に触れるのを禁じる指導も一般的に行われています。禁止する理由は、皮膚を掻きむしることで、表皮を壊してしまいバリア機能を失ってしまうとされているからです。

肌を荒らすことで、アレルゲンの侵入を許してしまうという理由です。

しかし、掻くことが本当に原因のひとつなのでしょうか。わたしがこの治療を始めた頃はステロイドのリバウンドにより皮膚が赤く腫れあがり、リンパ液でジュクジュクした状態で痒みが強く、夜も眠れなかった患者さんが多数いたのでした。

その患者さんたちを診ると、体のあちこちに掻き傷が多数あり「掻かないで」とは、とても言えなかったのを覚えています。それでも辛抱強く治療を続けた結果、アトピー性皮膚炎の状態は徐々に改善し、掻いた傷跡も残らずに回復していったのでした。それらの患者さんたちを多数診つづけて得た結論は〝掻いても、掻かなくても、治り方は一緒なのだ〟ということだったのです。

アトピー性皮膚炎に、食物の影響は全く関係ない、つまり食物は原因にならないこと、そして掻くことの行為も全く関係がないこと、この二つの大きな原因とされていたものを完全に排除できた時に、そこから従来の考え方である食物アレルギーや掻くことによるアレルゲン侵入説に疑問を覚え、後述する黄色ブドウ球菌に対するⅣ型アレルギーという考え方が生まれてきたのでした。

更には、アレルギーマーチに対する考え方にも疑問を持つようになったのです。そこで気付いたのです。もしかしたら皮膚自体に原因が潜んでいるのではないだろうか。アレルゲンという知識に引きずられて、重要なモノを見逃しているのではないだろうか。アレルゲンという知識によって、本当の正体が目くらましをされて、見えなくなっているのではないだろうか。あるいは、ステロイド剤の使用により原因が隠されてしまっているのではないかと考えるようになったのです。

迷ったら〈初心に帰れ〉という名言があります。そこで私もあれこれとよそ見をしないで、発症箇所に焦点を絞って見つめ直してみたのです。そして患部の皮膚を見つめていくと、あることに気付いたのです。

患部にだけにきわめてたくさん見受けられる〈あるモノ〉があったのです。患部の皮膚を調べた結果、90％以上に黄色ブドウ球菌が付着しているというデータがとれたのです。

私は今までの考え方を180度、大転換させたのです。コペルニクス的な大転換をしたのです。

断捨離です。不必要なものが増えたら、一回払いのけると、本当の姿が見えてくるはずです。買い込んだ品物で部屋がいっぱいになったら、一度、徹底的な掃除をして、使わないものは思い切りよく捨ててしまうのです。目を曇らせていた情報や知識の大掃除をしたのです。

原点に返って皮膚だけに向かい合いました。

パソコンは不要なものをインストールして抱え込んでしまうとスピードが落ちたり、トラブルの原因になったりするものです。そうしたものをアンインストール、取り去ってしまうと、また快適に動くようになるものです。

そこで思ったのです。皮膚にとって黄色ブドウ球菌は必要なものではない。

では、黄色ブドウ球菌を排除したら、患部はどのように変化するだろうか。

黄色ブドウ球菌のない肌を取り戻したら解決への道が見えるのではないか、と考えたのです。

最大の目的はどのような外敵、刺激が来てもそれに負けない健康な肌を作ること。

ということは皮膚から黄色ブドウ球菌の影響を完璧にとりさり、再発しない強い皮膚を作っていくこと、ここに治療の中心を絞ったのです。

医者は強い皮膚作りのためのアドバイザーであり、コーチなのです。

健康な皮膚作りに必要なのは、患者さん自身の努力と長い時間なのです。そして途中で止めない強い意志が欠かせません。

この考えが閃いたときに、いままでの薬剤中心の治療法では完治は望めないと確信したのです。

⑾　逆転の発想

ここまでアトピー性皮膚炎と、治療法について書いてきました。この過程で私は従来の治療方法に疑問を持ち、アトピー性皮膚炎発症原因の追求から得た感触を信じて、今までの考え方を劇的に変えてみたのです。

従来の治療法を根底から覆す方法をとることにしたのです。

これまでの治療法では、完治はのぞめないと確信したのです。食物や環境因子といったアレルゲン云々という視点で患者さんと接しても、効果は期待できないと思ったのです。

患者さんの体の中にもともと病原が潜んでいるという考え方を変えなくてはいけない。病原は外から侵入してくるものだ。それを排除し、侵入を防ぐことこそ最優先されなければならないと考えたのです。

敵は内部にいるのではなく、外部からなのです。

黄色ブドウ球菌を患者の皮膚に見つけたことと、今までの治療経験が、新しい治療法への切っ掛けを私に直感させたのです。

そこでアトピー性皮膚炎の治療法として施術していたことを、すべてやめてしまいました。

これまでの治療法を完全否定して、まるで逆の方法をとったのです。旧来の治療法を金科玉条としている医師には、私の医療行為は異常な治療法、野蛮で危険な行為と映ったことでしょう。

定説にしがみついていては進歩も発展もないのです。危険性を排除したうえで新説にチャレンジしていかないと、原因が摑み切れていない病気には立ち向かえないのです。

⑿　黄色ブドウ球菌の生着が問題

強酸性水の治療とは、どのような治療法でしょうか。

私は20数年間にわたって、アトピー性皮膚炎に対しては〈強酸性水〉を用いて治療にあたってきました。この治療をする時に厳守してきたのは、ステロイド剤は一切使用しないということです。

この基本線に沿って、より良い効果を得るために試行錯誤を繰り返してきたのです。そして、現在の方法に辿り着きました。

私のクリニックでは治療前の検査項目のひとつとして、皮膚の培養検査をおこない、皮膚表面の細菌を調べています。この結果、患者さんの90％以上に黄色ブドウ球菌が検出されています。

前述しましたが、黄色ブドウ球菌という名前は、最近ではかなりの人が知っていると思います。

暑くなってくると食中毒の原因菌として、マスコミでもおなじみです。最近は寒い時期でも室内は程よい暖かさなので、食中毒をおこす細菌にとっては、1年中が活躍期かもしれません。

また膿痂疹（トビヒ）の原因となる細菌でもあります。

このような悪さをする細菌が、一見するときれいで清潔そうな皮膚から高い割合で検出されるのです。

前作『アトピーが消える日』の中では、黄色ブドウ球菌が出す毒素がアトピー性皮膚炎の原因と考えて治療を行ってきたと書いています。しかし、どうもそうではないらしいと、治療の過程やさまざまなデータから考え直しはじめました。

これまでの考え方では、どうも理屈に合わないことがおきるのです。

そもそも、黄色ブドウ球菌は正常な皮膚からは検出されないのがふつうなのです。言い換えると、黄色ブドウ球菌が検出される皮膚は、見た目にはきれいで、清潔そうであっても、正常な状態の皮膚とは言えないのです。

黄色ブドウ球菌が検出された皮膚は、たまたま検査日に皮膚に付着したということでは

⑿　黄色ブドウ球菌の生着が問題

ないのです。来院の途中に繁華街を歩いて来たので付着した、ということでもないのです。検出された皮膚には、かなり前から黄色ブドウ球菌が皮膚表面に付着して、生き続けていたはずなのです。

専門用語でいうと〈生着《せいちゃく》〉した状態にあるのです。この生着がアトピー性皮膚炎の真の原因なのです。

正常な皮膚なら、黄色ブドウ球菌が付着しても自分で排除できるので、生着した状態にはならないのです。

では、どのようなときに生着するのでしょう。

そこで気付いたのです。前述したようにアトピー体質とドライスキンが重なったときに、皮膚に付着していた黄色ブドウ球菌がそのまま居ついてしまうのではないか。付着から生着という状態になってしまうのです。これがアトピー性皮膚炎の始まりではないか、と考えたのです。

つまり、皮膚が異常状態にあるときに、黄色ブドウ球菌が皮膚に生着してしまうことでアトピー性皮膚炎を発症させるのではないか。

ドライスキン、乾燥肌というのは皮膚の最表層の部分の水分量が減少した状態です。これにはいくつかの原因があります。原因を作らないようにするとアトピー性皮膚炎の防御や治療に役立つので、知っておいてほしい知識なのです。

では、皮膚はどのような組織なのでしょう。

ひと口に皮膚といいますが、表皮、真皮、皮下組織の3層から出来ているのです。その下に筋層という筋肉部分があります。皮膚の一番外側にあるのが表皮です。

表皮の厚さは体の部分によって異なりますが、平均0.2ミリととても薄いのですが、毎日新陳代謝が行われています。

表皮は95%を構成する角質細胞のほかに色素細胞、ランゲルハンス細胞、メルケル細胞などから出来ています。

角質細胞は基底層が細胞分裂して生まれ、だんだんと外側に押し出されていって、最後はアカとなって剥がれ落ちていきます。皮膚の新陳代謝です。

基底層は皮膚の奥から表面に向かって有棘層・顆粒層・角質層という順番があり、一番表面の角質細胞が剥がれ落ちると、下の顆粒層が角質になっていくのです。表面がなくなると、下の細胞が押し上がって代わりをしていきます。下から上にと上がっていき、最後にはアカとなって剥がれていくのです。

角質細胞の中には天然保湿因子があり、水分を吸収して、保つ働きをしています。つまり皮膚の柔軟性を保つのに欠かせない、バリア機能を保つ性質があるのです。

美容クリームの広告などで、角質をとって美肌になる、とか、踵の角質をとるときれいな脚になる、といったキャッチフレーズをご覧になったことがあると思います。あの〝角質〟です。

このような新陳代謝を、私たちの肌は日々、繰り返しているのです。約28日周期で肌細胞は入れ替わるといわれています。

この部分が外敵などによって壊されると、元通りになるまでに時間がかかるのです。

表皮が壊れるのにはさまざまな原因があります。

ドライスキンの主たる原因は、誤ったスキンケアによることが大きいのです。後で詳しく述べますが、昨今のコマーシャルにあるように、皮脂を取らないようにとか、やさしく洗うとか冷水で洗うといったことが本当に正しいやり方なのでしょうか。

(12) 黄色ブドウ球菌の生着が問題

さて、黄色ブドウ球菌が生着してもすぐに発症するとは限らないのです。しばらくの間は何の症状も出てきません。

この状態からアレルギー反応をおこすのですが、「アトピー性皮膚炎とは」の項で書いたⅠ型アレルギー、即時型アレルギーではありません。

アトピー性皮膚炎の唯一の原因は〝黄色ブドウ球菌〟であり、遅延型のⅣ型アレルギー反応と考えるべきなのです。

こうした症状がおきているときに小児科や皮膚科に行っても、まず「皮膚をきれいにしましょう」と言われ、発赤があるとステロイド剤の塗布薬を処方されます。

たびたびお話しするように、これが問題なのです。

そこでステロイド治療の矛盾を正すために始めたのが強酸性水による治療法なのです。

⒀　強酸性水とは

強酸性水とはどのような〝水〟なのでしょうか。

私たちの周辺には多くの水があります。地球を宇宙空間から撮影した写真をみると「水の惑星」と呼ばれる理由が肯けるほど地球の表面は水に覆われています。

そしてこの水ですが、水素と酸素の化合物です。水素はH、酸素はOです。電気分解をすると水素が二、酸素が一の割合なのでH_2Oの構造式で表されます。

純粋な水は電気を通しません。ですから、純粋な水では電気分解ができません。水道水なら不純物が入っているので電気が通り、電気分解が出来るのです。何かを混ぜれば電気が通ると言っても、食塩を多量に入れて電気分解をすると、有害な塩素が発生するので危険なのです。

食塩水に電圧をかけると、どうなるでしょう。陽極側（プラス）に酸性の水が、陰極側（マイナス）にアルカリ性の水ができます。

水に電圧をかけると「電解水」が出来るのです。

ＰＨというのは酸性やアルカリ性の強さを示す指数です。ＰＨ７が中性で、水道水はこの数値を保つように管理されています。数値が大きくなるほどアルカリ性が強くなり、数値が小さくなるほど酸性は強くなります。

ＰＨ８から10までを弱アルカリ性、ＰＨ11以上を強アルカリ性といいます。ＰＨ４から６までを弱酸性、ＰＨ３以下を強酸性といいます。強アルカリ性や強酸性の環境の中では、細菌などの微生物は死滅してしまいます。

強酸性水というのは、ＰＨ３以下で酸化還元電位が一〇〇〇ミリボルト以上の電解水をいうのです。

こうしたチェックポイントをクリアした強酸性水が肌の殺菌に最適なのです。

こうして得られた強酸性水には次のような効果があるのです。

①殺菌作用
②収斂作用（ひきしめる作用）
③漂白作用
④消炎作用

強い酸性水は殺菌効果がある。しかも水ですから身体への負担もないはずだ。これなら「黄色ブドウ球菌を殺菌できる」と考えたのです。

表3に詳細を示しておきます。

皮膚の表面に生着した黄色ブドウ球菌を殺菌することにより、黄色ブドウ球菌のアレルゲンとして作用を取り除いていくことになるのです。

このような強力な味方を得て、アトピー性皮膚炎の解明に向けて一歩を踏みだすことができたのです。

最初は患者さんに説明をして、承諾を得たうえで治験のように患部の変化に注視しながら試していきました。

結果は上々でした。症状の軽い患者さんから、長年苦しんでいた患者さんまで、いろいろなケースでデータを取っていったのですが、ほぼ満足のいく結果を得られたのです。

強酸性水は治療の根本となるものなので、しっかりと管理された会社の製品で、症状の推移を診察しながら、日常生活の中での注意点も含めて強酸性水を使っていくことが大事なのです。

表３　pH 指数と細菌類への効果

pH 指数	細菌の活動状況	殺菌時間
pH12　家庭用アンモニア水		細菌類を殺菌させるには時間が掛かる
pH11　強アルカリ性	不活性（死滅するものもある）	
pH10　石灰水のpH		
pH９　弱アルカリ性	やや繁殖力が鈍る	
pH８　海水のpH		
pH７　中性（水道水pH７）	繁殖力旺盛	
pH６	魚肉付着菌の増殖最適地	
pH５　弱酸性	やや繁殖力が鈍る	
pH４　レモンなどの果汁	不活発	
pH３｝強酸性	不活発となり死滅するものが多い	pH2.8以下殆ど瞬時に殺菌する
pH２	殆どの微生物、細菌類は死滅する	

患者さんの使い勝手の良いように自己流で強酸性水を使っても良い効果は期待できません。

理由は次のようなことにあるのです。

アトピー性皮膚炎は、最初に肌が乾燥することに原因があると繰り返し述べてきました。症状がおきている湿疹部分がジュクジュクになることもありますが、基本的にはアトピー性皮膚炎の症状が出ている皮膚は極端に乾燥しています。乾燥することで黄色ブドウ球菌が生着しやすくなり、Ⅳ型のアレルギー症状を起しやすくなるのです。

干ばつがおきたときの地面を想像してください。干ばつ地の地表がひび割れて、めくれあがっている映像を見たことがあると思います。めくれあがった部分は、次第に細かく粉砕されてその下の部分が見えてきます。砂漠のように土の感じがなくなっています。あれと同じで皮膚の表面がカサカサになると、内部を守る表面としての役割が果たせなくなっていくのです。

ところがアトピー性皮膚炎の症状には中休みをすることがあります。ということは、ときには治ったかのように、軽くなったと見えるときがあるのです。痒みがスッと軽くなり、カサカサ、ジュクジュクしていた患部が正常に戻ったように見えるのです。

ところがこれがくせ者なのです。一瞬、治り始めたのかなと思わせるだけなので、油断できないのです。

中休みなのですから、見てくれだけでほんとうに治ったわけではありません。少し時間が経つとまた悪化してくるのです。悪化したときは前よりも症状はひどくなるのですから、ぬか喜びをさせられただけで、なんとも救いようのない話です。

こうしたことが強酸性水を使っていてもおきることがあります。これらの判断は、この治療の経験が大事であり、快方に向かっている最中の中休みなのか、完全に快方に向かっているかの判断を慎重にすべきで、場合によっては逆戻りしてしまうこともあるのです。しかし症状が軽減したときに、患者さんはこのまま快方に向かっていくのだろう、このまま放っておいたら治ってしまうだろうと信じてしまうのです。

そして、ここで強酸性水の使い方を自分流に調節したり、治療を中止してしまう方が多いのです。

指示した通りの治療法を止めてしまう、通院も間遠になり、結局は来院しなくなります。積み重ねてきた努力を放棄してしまうのです。せっかくの成果が無に帰してしまいます。

こうした無駄は絶対に避けたいのです。

強酸性水の細かい使い方は、患者さんの状態に合わせてお教えしていきます。強酸性水の使用量や頻度などです。

後でいろいろな患者さんのケースをあげて、アトピー性皮膚炎といかに戦っていくべきかの実例をご紹介しましょう。

そして、強酸性水の入手、あるいは購入については、インターネット等で多数の業者により販売されていますが、わたしは品質の信頼性と価格を考えて購入先を紹介することにしているのです。

⒁　強酸性水による治療

ここから私の独自の治療法の本題に入ります。

ここまでは〝伊藤仁方式〟を理解していただくための、またアトピー性皮膚炎の原因について正確な認識を持っていただくためのアプローチでした。

アトピー性皮膚炎の原因が、黄色ブドウ球菌の皮膚への生着《せいちゃく》にあり、そのためにおきるⅣ型アレルギーであるという結論に辿り着けたのは、強酸性水による治療法からなのです。

強酸性水は強力な殺菌作用をもつ電解水なのです。

皮膚表面の黄色ブドウ球菌を除去するには、強酸性水を噴霧器で1日2回、噴霧するのが最善の方法なのです。

正常な皮膚であれば黄色ブドウ球菌は自然に排除されます。もし付着しても強酸性水を1回噴霧すれば、充分な効果が得られるのです。1日2回を何日も続けて、繰り返し噴霧する必要はないのです。
しかし、アトピー性皮膚炎を発症している皮膚は、バリア機能に障害がおきているので、1、2回噴霧して殺菌しても、新たな黄色ブドウ球菌が付着して、次第に生着の状態になっていくので、長期間の噴霧が必要なのです。

アトピー性皮膚炎の皮膚の状態は、すべての患部が同じような状態ではないので、長期間の噴霧によって、程度の軽いところから順次改善していって、全体の正常化にむかって回復していくのです。

これは薬剤を使用して改善していくのと同じで、次第に快方に向かっていくのです。全体にわたって強酸性水をかけているのだから、治るときは一度に治る、というのではありません。

最初の悪化した状態が、そのまま持続していくのではなく、痒みの程度も軽減していき、掻く回数も減っていきます。血がにじむほど掻きむしることはなくなり、掻いても傷にならないほどに変化していきます。正常な皮膚状態になっていき、痒みも赤みもない正常な肌になっていくのです。

このように、時間の経過とともに症状の改善が自分自身で判断できるので、治癒と言えるまで数年から10数年がかかっても治療を継続できるのです。強酸性水治療にはリバウンド（反発症状）がないので、この間も悪化はまずみられないので、安心して治療に専念できます。

回復までの期間は、強酸性水治療を始めるまでにステロイド剤を使っての治療を、どのくらいの強さの薬剤を、どのくらいの期間続けたかによって異なってきます。つまり、ステロイドの影響をどのくらい、受けたかによって違ってくるのです。

ステロイド剤を使っていなかった場合は当然ですが、使っても少量だった、ステロイド剤を使っていたが、使用を停止してから6カ月以上を経過しているというケースなら、リバウンドの程度は軽く、悪化するのも軽いことが多いのです。当然回復も早くなってきます。

ステロイド剤に頼り切って、しっかりと使っていた、またはステロイドの内服薬を飲んでいたときは、リバウンドはより強く現れます。治癒への期間も長くなるのです。

この治療法の特徴は、開始してすぐに症状の変化が現れることが多いのです。

悪化しないで改善の兆しが見えるときや、ステロイドのリバウンド症状で赤くなって腫れあがる、リンパ液がジュクジュクと滲み出す、ほんの少しカサカサ状態が強くなるといったように、症状の程度にはいろいろとあります。

こうした悪化した状態を患者さんに乗り越えてもらうには、治療する者としての経験や症状の変化を的確に判断する力が不可欠なのです。

このスキルがないと、いたずらに治療期間を長引かせるだけでなく、逆に症状を悪化させる危険があります。

症状悪化のときに、それがアトピー性皮膚炎自体の悪化で、経過とともに改善していく状態なのか、ヘルペスウイルスの感染を含む他の合併症によって悪化しているのか、この違いを正確に判別する必要があるのです。

⒁　強酸性水による治療

強酸性水治療法は、家庭で毎日やっていただくことを前提としていますので、家族の負担を少しでも軽くしようと考えているのです。

まず、不要なものを捨ててもらいます。生活面においてはアトピーグッズと呼ばれる特別な石鹸や洗剤は必要としません。食事面では蕁麻疹や喘息のようなI型アレルギーがなければ、何を食べても構わないのです。制限はないのです。ダニ、ハウスダストに神経質になる必要もないのです。普通の生活を送っていて良いのです。

繰り返しますが、「掻くから治らない」といった間違った常識が浸透しすぎているのです。私のクリニックでは掻きたかったら掻いてもらってもいっこうにかまいません、と説明します。掻くことで治らないということはないのです。

私のクリニックにはじめて来る患者さんは、掻くことにとても神経質になっている方が多いのです。これは、あちらこちらの医院を訪ね歩いて「掻くから治らない」と繰り返して言われてきたからなのでしょう。


私のクリニックでは、痒みはアトピー性皮膚炎の原因ではなく、結果なのだとお話ししています。たとえば虫に刺されて痒みがでます。草木にかぶれて痒みが出るときがあります。これは皮膚に異常が発生しているという危険信号なのです。

痒みがアトピー性皮膚炎を作るのではありません。

アトピー性皮膚炎は掻き壊した皮膚からアレルゲンが入り込み、それに対してアレルギーがおこると考えられてきたのです。皮膚を掻き崩さなければアトピー性皮膚炎は治るという誤った考え方に気付いて欲しいのです。

たとえば、１カ月くらい、痒みを我慢して掻かなければ、アトピー性皮膚炎は治るのでしょうか。痒みが原因ではないので、治らないでしょう。アトピー性皮膚炎になってしまっているから痒いので、掻かなくても症状は進行しているのです。ですから無理をして我慢することはないのです。

ところで強酸性水の治療にはいっさい、ステロイド剤を使用しませんが、その理由は完治を防げることにつながるからです。一時的に症状を抑えることは、逆に病状を逆行させることになるからなのです。

ただ、繰り返しになりますが、この治療には経験が必要です。経験はどのような仕事にも必要でしょうが、適切な判断と、治療を続けながら、今後どのように症状が推移していくかを見極めて、予測することができないと、患者さんにダメージを与えるだけになってしまうのです。

たかが〝水〟ではないのです。細心の注意と症状の変化を見通す確かな目が必要なのです。

⒂　アトピー性皮膚炎が〝治った〟と言えるのは

アトピー性皮膚炎が治ったとは、なにを基準にして言えるのでしょう。

熱がひいた、吹き出物がきれいになった、咳が出なくなった、喘鳴という気管支の異常音が聞こえなくなった、傷口が塞がった等々、目で確認できる改善や、外部からも判断できる改善を病気がなおったことの基準として、それに医師は自分の経験や知識を照らし合わせて病気が完治したと判断するのがふつうです。

しかし、現在の医学水準をもってしても、アトピー性皮膚炎を完治状態に導くことは不可能に近いことだったのです。

荒れていた皮膚が見た目にはきれいになった、痒みが治まった、いろいろな形で出ていた症状が消えて皮膚の状態が改善した、というだけでは治ったとは言えません。

ところがこの状態を一般的な考え方として、治ったとみなしていた時期が長い期間続いているのです。現在もそれは変わっていません。再発を考えないで、その時点で皮膚がきれいになれば治ったと判断しているのです。しかし、これは完治ではありません。一時的に症状が治まっただけなのです。

ステロイド剤には炎症症状を抑える効果があるので、たいていの症状は治まってしまいます。

痒みは少なくなるし、カサカサと荒れていた肌もすべすべになってきます。皮膚の赤みなどもきれいに消え去ってしまうのです。症状の回復がはかばかしくないときは、ステロイド剤を使えば、だいたい改善したようになるのです。

これを世間では治ったといっていたのですが、本当は一時的に症状を抑えたに過ぎないのです。

風邪はウイルスが排除され、体力が回復すれば完全に元の体に戻ったことになります。咳込んで荒れた気管支が元のような状態になれば、そこにウイルスが潜んで捲土重来を狙っていることはないのです。

しかし、アトピー性皮膚炎は発症の原因となるものが治ったと見せかけて潜んでいるのです。

表面がきれいになったから治ったと思ってはいけません。安易に治る病気ではないのです。

わたしがこの20数年間、強酸性水による治療を行ってきて〝治った〟と判断する定義は、全身のすべての皮膚が正常な皮膚に戻ったということなのです。つまり、赤みや痒みが完全に消滅して、カサカサとしたドライスキンではなく、ハリのあるしっとりとした皮膚になっていることです。皮脂欠乏状態から回復し、皮脂をつくることができ、汗を出す汗腺が再生されて、汗を出すことができる皮膚に戻ったときなのです。（アトピー性皮膚炎が強度になると汗腺が障害されます）

本当に正常な皮膚に戻っていること。そして、IgE（RIST・RAST）の値が下降していること。TARCの値が基準値以下になっていることをもって、強酸性水の治療を中止し、その後、1年間に亙って経過観察をします。

そして、アトピー性皮膚炎の再発を認めなかったこと。通常の生活を送れていること。これら数項目のチェックポイントをクリアしてはじめて〝完治〟としているのです。見た目はきれいな皮膚になっていても、ドライスキンの状態がほんの少しでも残っていれば、治癒したとはみなさないのです。

こうした厳しい目でチェックしていくと、治癒に至るまでには、長い時間を要することは言うまでもありません。ただ、乳幼児を含む小児の場合には、ステロイド剤の使用量が少ないか、あるいは長期間使用していない例が多いため、成人例と比べると症状の改善の速度は早く、治癒までの期間も短いように思います。

現在までに強酸性水の治療を終了できた症例は738例を数えます。

完治と判断できた症例は260例です。

残りの478例の中には途中で通院を中断された方もいます。きっと自己判断で完治したと思われたのでしょう。

完治と判断された方の中で、しばらくしてからアトピー性皮膚炎の再発が認められたケースが66例あり、強酸性水の治療を再開しました。再開後の経過は、全例とも治療再開後の症状悪化はなく、改善に向かっています。全例アトピー性皮膚炎再発後にステロイド剤の使用がなかったことが症状悪化をきたさなかった理由と考えられました。そして、大事なことは、強酸性水治療の効果の再現性が認められたことなのです。この治療効果の再現性がとても重要なことなのです。

わたしのクリニックの受診者で、アトピー性皮膚炎の患者さんは1万例を超えていますが、治療途中で来院されなくなった方も数多くおいでになるのも事実です。

いったんは中断して、再来院される方も多くおいでになります。中断した理由をお訊ねすると、ステロイドのリバウンド症状が強く出たのが原因というのです。赤みが出たり、リンパ液が滲み出るジュクジュク状態が長く続いたり、強烈な痒みで十分な睡眠がとれなくて、耐えきれなくなったという話が多いのです。

経済的理由で来院ができなくなった方もいます。周囲の人から長期の治療を反対されて止めた方もいます。

幸いにも最も多かった理由は症状が大幅に改善して、調子が良くなったので通院を止めたという理由です。

治療を再開した患者さんには、もう一度説明を繰り返して、完治に向かって努力してもらっているのです。

⒃ アトピー性皮膚炎の原因を解明できた

アトピー性皮膚炎は、黄色ブドウ球菌によるⅣ型アレルギーと考えています。

わたしは20数年間、アトピー性皮膚炎に対して強酸性水を使用し、アトピー性皮膚炎の皮膚表面に生着《せいちゃく》する黄色ブドウ球菌の殺菌を目的に治療を行ってきました。その治療においてIgE（RAST）に陽性を示す食物に対して、I型アレルギー（即時型）を強く発症するケースを除いては食物制限を行わず、ダニ、ハウスダスト、イヌ、ネコ等々においても食物と同様に特別の注意を必要としない旨を伝え、通常の生活をお願いして治療を行ったのです。

もちろん、ステロイドのリバウンドからくる症状の悪化による痒みの増強に対し、掻くことも禁止しませんでした。掻きたかったら掻いても良い旨を話したのです。ステロイド剤を一切使わないで治療をしたことは言うまでもありません。

その間、より効果的な方法を求め、試行錯誤しながら現在行っている方法にたどりついたのです。

大事なことなので繰り返しますが、わたしのクリニックでは、検査項目のひとつとして皮膚表面の細菌を調べるために、培養検査を行いますが、90％以上に黄色ブドウ球菌が検出されます。

黄色ブドウ球菌の名前は、食中毒の原因菌として、あるいは膿痂疹《トビヒ》の原因となる細菌です。この細菌が一見、きれいにみえる皮膚から高率に検出されるのです。

前述したように、『アトピーが消える日』（栄光出版社刊）の中では、黄色ブドウ球菌の出す毒素が、アトピー性皮膚炎の原因と考えて治療を行ってきましたが、どうもそうではないことがわかってきたのでした。

そもそも、黄色ブドウ球菌は、正常な皮膚からは検出されないのがふつうなのです。つまり、黄色ブドウ球菌が、たまたま付着したのではなく、生着（皮膚表面に生き続けること）しているのです。正常な皮膚では、黄色ブドウ球菌が付着しても自分で排除できるので、生着という状態には至らないのです。ところが、アトピー体質とドライスキンが重なったときに、付着してしまった黄色ブドウ球菌は、そのまま生着することになるのです。

これがアトピー性皮膚炎の始まりと考えてください。そして、生着した状態でも、しばらくはなんの症状も出ないのですが、次第に発赤（赤み）が出現し、カサカサ状態の程度が強くなり、痒みを伴うようになって、掻きむしるといった症状になるのです。こうした状態がアレルギー反応なのです。

これは前述したI型アレルギーではなく、黄色ブドウ球菌そのものによるⅣ型アレルギー反応（遅延型アレルギー反応）と考えてください。これこそがアトピー性皮膚炎の根本原因であると、わたしは考えているのです。

このような状態のときに、小児科や皮膚科を訪れると「まず、皮膚をきれいにしましょう」と、ステロイド剤の塗り薬を処方されます。ステロイドを使用すれば、一時的には発赤が消え、痒みは止まり、一見すると治ったかのようにきれいになります。これが問題なのです。

ステロイドの持つ作用は、抗炎症作用（炎症を抑える）なので、一時的には症状が改善されますが、しばらくすると、また症状が現れます。そこで再度ステロイド剤を使用すると、症状はおさまります。

こうしたことを繰り返しているうちに、やがて症状は次第に程度が強くなり、いままでは顔だけだったのが、体の中心部に拡がり、さらに両肘、両膝と拡がっていくのです。同じようなことが、乳児湿疹にもいえます。乳児湿疹に対してステロイドを使用すると、アトピー体質を持った子どもには同じような展開がおきるのです。

ステロイドは根本治療薬ではなく、対症療法のための薬（赤みがひく。痒みがなくなる。痛みがなくなる。腫れがひく）なので、注意が必要なのです。

後述しますが、乳児湿疹の場合には、まずふつうの浴用石鹸を使ってのスキンケアで経過をみることが大事と考えます。

そして、もっとも問題になるのは、アトピー性皮膚炎がⅣ型アレルギーと考える以上、ステロイドによってアレルギー反応を押さえた結果、抑えられたエネルギーは蓄積し、その捌け口として、炎症の範囲が拡がり、炎症の程度が強くなると考えても不思議はありません。

アトピー性皮膚炎の根本原因が、黄色ブドウ球菌の皮膚生着によるⅣ型アレルギーであることを考えると、ステロイド剤の使用は避けるべきであると考えざるを得ないのです。

このような結論に至った理由は、ステロイド不使用の強酸性水による治療を行った結果により導かれたからなのです。

２０１５年4月21日付けの新聞に、アトピー性皮膚炎と黄色ブドウ球菌の関係について抗生物質の投与により、マウスのカサカサ皮膚が消えたとの報道が載っていました。わたしの実践している結果を後押しするものと考えています。

もう少し付け加えるならば、アトピー性皮膚炎の患者さんに対し、抗生物質の内服を長期間にわたり使用し続けることは、その副作用や耐性菌の問題もあり、事実上不可能なことなのです。

⒄ 誤ったスキンケア

まず健康な肌を保ち、維持することがなにより大切なことと書きました。

最近、スキンケアについて私が思い描いていることを記してみたいのです。いろいろな問題点がみえてくるのです。

乳幼児、赤ちゃんについて気になるところがあります。

誕生して1カ月くらいのときに、顔面を中心に乳児性湿疹という、赤くてブツブツとした皮疹が出来てくるようになります。前に少し書いた症状です。

最初の頃は痒みはないのですが、次第に皮疹の部分が拡がってきます。首や胸にまで拡大してくると、徐々に痒みが出てくるのです。

皮疹の部分がここまで拡がってくるとご家族の方も心配になってきます。

そこで皮膚科や小児科に連れていくのですが、まず処方されるのが、ステロイドの塗り薬です。強弱はいろいろとありますが、症状を見て処方されるでしょう。

医師の処方薬なので、それを患部に塗ると1日か2日で皮疹は跡形もなく消えてしまいます。治ったものと一安心するのですが、1週間もしないうちに再度皮疹が現れるのです。前回は症状が消えてすぐに塗布を中止したので治りきっていなかったのではないかと、塗布を再開します。すぐに症状は消えます。よく効く薬だと思っているとまたまた……。塗布する、止めるという行動を何回も繰り返すようになります。

そのうちに皮疹の範囲がドンドンと拡がってゆき、赤みの具合も強くなっていきます。痒みも増してきています。症状が治まったと安心していたのも束の間で、どうも悪化したとしか見えない症状になってしまうのです。

このようなプロセスを経て、私のところに受診されるケースが多いのです。

この状態に至った経過を細かく訊ねてみると、薬を使うほかに、悪影響が出てしまう同じようなアドバイスをされているのです。

お風呂で体を洗うときに石鹸を使わないようにとか、ベビー石鹸で優しく手で洗うように言われたというのです。

最近はテレビのコマーシャルの影響でしょうか、泡で洗うという方が少なくないのです。

この方法は私の方針とは正反対なのです。

私がまず、親御さんにお話するのは、ステロイド剤の使用の有無にかかわらず、入浴の際はベビー石鹸を使わないでください、ということです。普通の浴用石鹸を使ってもらうのです。もちろん、低刺激の石鹸とか、無添加の石鹸とかの特別なものは必要としないのです。

そして、優しく手で洗うのではなく、ふつうのタオルを使って、頭も顔もしっかりと洗ってもらうのです。

ここが肌を正常に戻そうとする原点なのです。

こうして1週間から2週間の間、経過をみて、次にどうするかを判断するのです。

ベビー石鹸は乳幼児用ということで、効果を抑え気味にしてあるので、汚れを落とす力が弱いのです。清潔な肌にしてくれないのです。

ふつうの石鹸を使ってもらうのですが、ステロイド剤などの塗り薬や保湿剤、市販のクリームや化粧品等々の使用も中止してもらいます。

そのまま続けていくと、赤ちゃん本来のすべすべ肌にもどっていくケースが多いのです。

ただ、ステロイドを使用していた赤ちゃんは、残念ながら好結果を得るまでに時間がかかるのです。皮膚の赤みが長引き、ジュクジュクとした浸出液（リンパ液）が滲み出てきて、痒みが強くなっていくことが続きます。ステロイドの影響です。

こうしたときにステロイドを再使用すると、症状はすぐに消失しますが、しばらくすると、同じ状態になってしまいます。繰り返しになってしまうのです。

ですから私はステロイドの使用はせずに、症状が治まるのを待つという方針をとっているのです。

1カ月ほど症状を観察して、改善の兆しがまったくみえないなら、そこで強酸性水を使用しての治療をするかどうか、親御さんと相談をするのです。最初から強酸性水を使うのを躊躇する患者さんもいるからです。強酸性水については前述した通りです。

このように、とくに乳児湿疹にステロイドを使用するのは避けるべきなのです。仮に使うとしても、2、3回の使用で改善が見えないときや、改善してもすぐに再発したときは、その後の使用は止めるべきなのです。

こうした観点から、従来のスキンケアのやり方に大きな問題があったのではないかと思うようになってきたのです。

次は乾燥肌と呼ばれるカサカサの皮膚、ドライスキンについて話をしましょう。

ドライスキンは年齢を問わずよく見られる症状です。通常は痒みがないのが特徴です。しかし、汗をかいたりすると痒みの出ることが多いのです。とくに塗り薬などは必要ないのですが、やはり痒みは気になるものです。

そこでローション、乳液、化粧水、ワセリンといった保湿剤を使ってしまうのです。肌に潤いを持たせたら治るのではないかと思うからです。

ここが問題なのです。

そもそも乾燥肌は、その名の通り冬季の湿度が低い乾燥気候が原因と思われがちです。ですから、乾燥には保湿が一番、という結論になってしまいます。

ここから入浴にも石鹸を使わない、肌を強くこすらない、保湿剤をたっぷりと使えばしっとり肌を取り戻せると思ってしまうのです。

これは正解なのでしょうか。

梅雨時のように湿度が多く、ジメジメした時期にもドライスキン、乾燥肌は存在するのです。

ということは、乾燥時期が原因とは考えにくいのです。

乾燥肌は正常な皮膚にあるバリア機能が害された状態と理解しているのです。この正常とは言えなくなった状態にいろいろな保湿剤を使うことで、カブレ（接触性皮膚炎）をおこしやすくなり、結果として皮膚炎をおこし、ステロイド剤を使う破目になる。この繰り返しが、徐々に悪化の道筋に入り込んでしまうのです。

(17) 誤ったスキンケア

それでは乾燥肌の原因は何なのかという、根本を考えてみましょう。

乾燥肌の原因は前述したように、誤ったスキンケアにあると考えているのです。誤ったスキンケアをすることが、乾燥肌を作ってしまうのです。

例えば赤ちゃんの皮膚、子どもの皮膚というのは本来、何の手をかけなくてもスベスベしているものなのです。健康な皮膚を壊しているのが、現在の間違ったスキンケアなのです。

つまり、お風呂で体を洗うときに、「やさしく洗う」「泡で洗う」「手で洗う」「石鹸は使わない」「石鹸を使うなら、刺激のないやさしい製品を使う」「角質をとらない」といった、一見すると正しい常識とされる、常識のウソに惑わされているのです。

常識のウソを忠実に守った結果、カサカサ肌を招いてしまい、ここでまた、ステロイドで治せますという誤った考えに翻弄されてしまうのです。

ステロイドを使えば、乾燥肌はたちまち消えてしまいます。如何にも治ったと錯覚をしてしまいます。ところが、しばらくするとまたカサカサ肌に戻ってしまいます。おまけにカサカサ肌の度合いは強くなっています。これは治ったのではなく、一時的に症状を抑えていたからなのです。そして、その反動も加わってきます。

乾燥肌はアトピー性皮膚炎の前段階なのです。それだけにカサカサ肌になったら神経質になって進行を止めたいところです。

しかし神経質になりすぎて、不要な塗布剤を塗りまくってしまう失敗を犯してほしくありません。清潔肌を保つ大原則は、ふつうの石鹸できれいに肌を洗い流すことなのです。

簡単で効果的なこの方法を忘れないでいてください。

⒅　強酸性水の注意点について

治療に使用する強酸性水は、食塩水に電圧をかけてＰＨ3.0以下、酸化還元電位が１０００ミリボルト以上のものを言い、強力な殺菌作用を有します。しかし、強酸性水と称するものの中には、極めて高濃度の残留塩素を含むものや、塩素濃度を極端に少なくしたために、殺菌力が低下してしまったものとか、わたしの治療法には適さないものがたくさんあるのが事実です。

前著『アトピーが消える日』で、強酸性水治療法を紹介したときに、強酸性水と銘打って、高額で販売する業者や、家庭で強酸性水が作れると称して、強酸性水製成器の購入を勧める業者が数多く現れたのです。更には、健康補助食品や保湿クリーム等の抱き合わせ販売をしたりする業者も出てきたのでした。そのために、こうしたいかがわしい業者と混同されてしまったわたし自身が、アトピービジネスの典型と誤解されて大いなる迷惑を被ったことは、今でも残念でなりません。

この治療に強酸性水の使用は不可欠ですが、使用に適するものと、不適切なものがあるということを、大切な注意事項として、ここでお断りしておきます。

また、治療のしかたにおいても同様で、医療の現場において、医師が治療を行う場合には、その医師の治療経験が必要不可欠であることは云うまでもありません。つまり、患者さんの状態を診て、今、何をすべきなのか、何をしてはいけないのか、の判断は、その医師の経験と先を見通す力がなければ、うまく結果を得ることはできないのです。そして、「ステロイドを使わなければ、治りません」と平気で話をする医師は、この治療はしてほしくないのです。また、治療経験もなく、知識もない医師にもこの治療はしてほしくありません。アトピービジネスという汚名を避ける為にも、過去の繰り返しはしたくないのが正直な気持ちなのです。

ではは症例をみていきましょう。

症例の紹介

症例のまえがき

わたしが実際に治療にあたったカルテの中から、典型となるいくつかの症例をご紹介しましょう。

ここで紹介する症例は、現在までに「治った」とする症例のほかに、現在も通院治療を続行している症例なども含まれています。いろいろなケースを見て頂きたいからです。

過去には症例が改善したことを客観的に判断するには、ＩｇＥ（ＲＩＳＴ）の数値の低下を確認するのが重要な目安でしたが、現在では前述したように、ＴＡＲＣの数値がアトピー性皮膚炎の状態をより的確に判断できるものとしてもちいられています。

こうした数値をグラフとして表示することで、各症例の推移が一目で理解していただけるでしょうし、症状の推移の真実性がより明確に把握できると考えるのです。

ステロイド、あるいはタクロリムスといった免疫抑制剤の使用なしで、症状の改善、治癒が可能であるという現実を実感して欲しいのです。

子供の頃は軽かったのに　32歳　女性

幼少期にアトピー性皮膚炎と診断されてはいたものの、症状は軽度で、時々ステロイドの塗り薬を使用する程度で、さほど気にもならなかったそうです。

ところが、10年位前より手指を中心にアトピー性皮膚炎が出現し、ステロイド剤を常時使用するようになってきたのですが、改善しなかった為に、当院受診の2年前からはステロイドを中止し、健康食品や、オイル等の塗布を行っていたようです。ステロイド中止後には、ステロイドのリバウンド症状が強く出現したそうですが、辛抱して耐え抜いたと話をしていました。しかし、その後も改善しない為知り合いから当院を紹介され来院したのでした。

来院時は、頚部、胸部、上肢のガサガサ感が強く、赤みも伴っており、相当痒みが強かったようで、いたる所に掻き傷が残っている状態だったのです。

再度リバウンド症状が出現する可能性もあることを説明し、治療に入ることになったのです。

強酸性水による治療を開始して、2週間目には両手背、手指の赤みが増強し、ガサガサした状態はより強くなり、痒みも強くなったようでした。しかし、予想した程症状は悪化せず、睡眠はとれる状態で少し安心した表情が印象的でした。

皮膚表面からの細菌培養検査で、黄色ブドウ球菌が検出され、それがアトピー性皮膚炎の原因であることを説明し、治療を続行したのでした。

当初、顔の部分に症状はなかったのですが、治療開始後より顔に赤みとカサつきが出現し、心配したのですがそれ以上の悪化はありませんでした。

治療開始3カ月頃になると症状は、両手背や手指が中心となり他の部分は軽度のカサつきが残るだけとなり、痒みも大分軽減したようでした。

そして、6カ月後には両手背、手指の赤みはほとんどなくなり、1年後には軽度のカサカサ感が残るだけとなったのでした。

その後も治療を続行し、再度悪化することもなく、2年後には皮膚のカサつきもなくなり、痒みも気にならなくなり、3年目に強酸性水の治療を終了し、経過をみることにしたのです。

終了1年後に軽度のカサつきが首と手指に現われたのですが、自然に消失していったのでした。本人の希望もあり、その後4年間の経過観察をしたのですが、アトピー性皮膚炎の再発はなく通院終了となったのです。

治療中のＩｇＥの経過を図に示します。

（この頃はＴＡＲＣの検査法はなし）

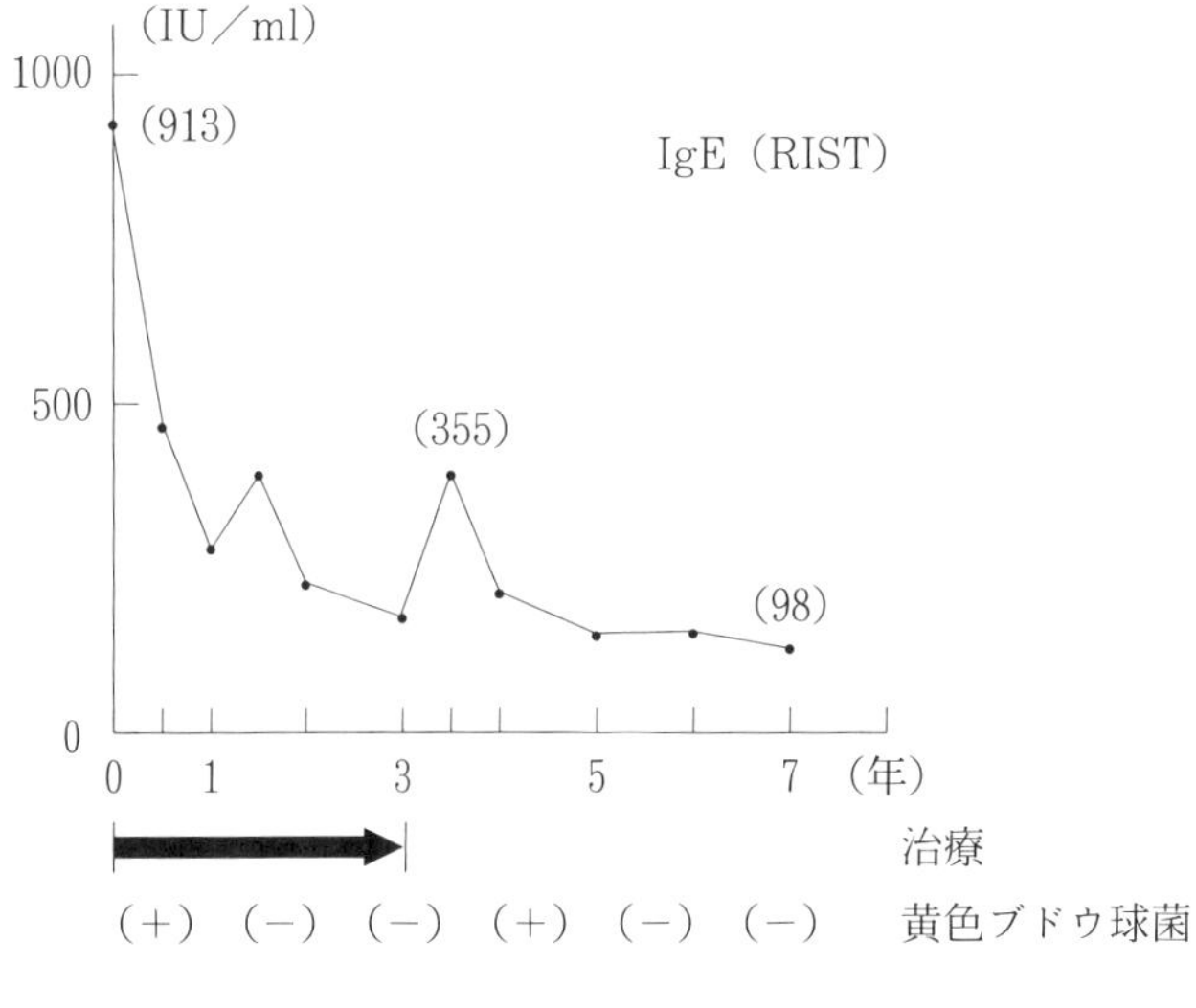

入院するほどの重症患者

23歳　男性

小学校2年生ごろから、アトピー性皮膚炎として、ステロイドの塗り薬と抗アレルギー剤の内服を続けていたのですが、症状の悪化と軽快を繰り返しており、当院を受診する2カ月前と1カ月前にも症状が悪化したとのことで、近くの病院で入院加療をしていたとのことでした。

そのような折に、強酸性水治療の話を口コミで知り来院となったのでした。

来院時には、顔、体、四肢の全身にアトピー性皮膚炎の症状が及び、痒みが強烈で夜も眠れないといった状況だったのです。診察中も痒みが強いようで、あちらこちら掻きむしり、落ち着きがない状態だったのを記憶しています。

強酸性水治療の方法と、これからおこるであろうステロイドのリバウンド症状について説明し、治療に入ることになったのでした。

治療開始4日ごろから、顔と首は腫れあがり、赤みが強くなり、リンパ液の滲出でジュクジュク状態になったのです。痒みと痛みで夜も眠れず、体、上肢、下肢はゴワゴワとした硬い皮膚で、象の皮膚と形容されるような状態となり、とても辛そうな印象を受けたのです。本人はもとより、家族もどれだけ不安であったかと思いおこされます。

この状態がステロイドのリバウンド症状であることと、回復にはある程度の時間を要することを説明し、本人も家族も納得した上で治療を続けることになったのでした。

治療開始3カ月ごろになって、ようやく顔と首のジュクジュクは軽くなり、赤みもほとんど現われなくなり、それと共に痒みはあるものの、その程度は軽くなってきたようでした。体や四肢のガサガサした状態は、少しずつ柔らかさが増してきたようで、徐々にではあったのですが、夜も睡眠がとれるようになってきたのでした。その話す表情にも少し明るさが出てきたのでした。

そして、治療開始6カ月ごろには、休んでいた仕事にも復帰できたそうで、本人も含め家族も大変喜んでいたのを覚えています。そのまま治療を続行し、1年を過ぎたころには、首と体にガサガサ状態は残るものの、2年後には、その症状も体に少し認めるだけとなったのでした。

その後は悪化することもなく、軽度のカサカサ症状が出たり消えたりを繰り返し、徐々に症状の出現はなくなっていったのでした。そのような状態で治療を続け、12年目にＩｇ

E（RIST）の低下を待ち、強酸性水による治療を終了したのでした。

その後1年間の経過観察をしたのですが、症状の再発もなく13年目に通院終了となったのでした。

正常な皮膚をとりもどすまでに、13年を要した症例でした。

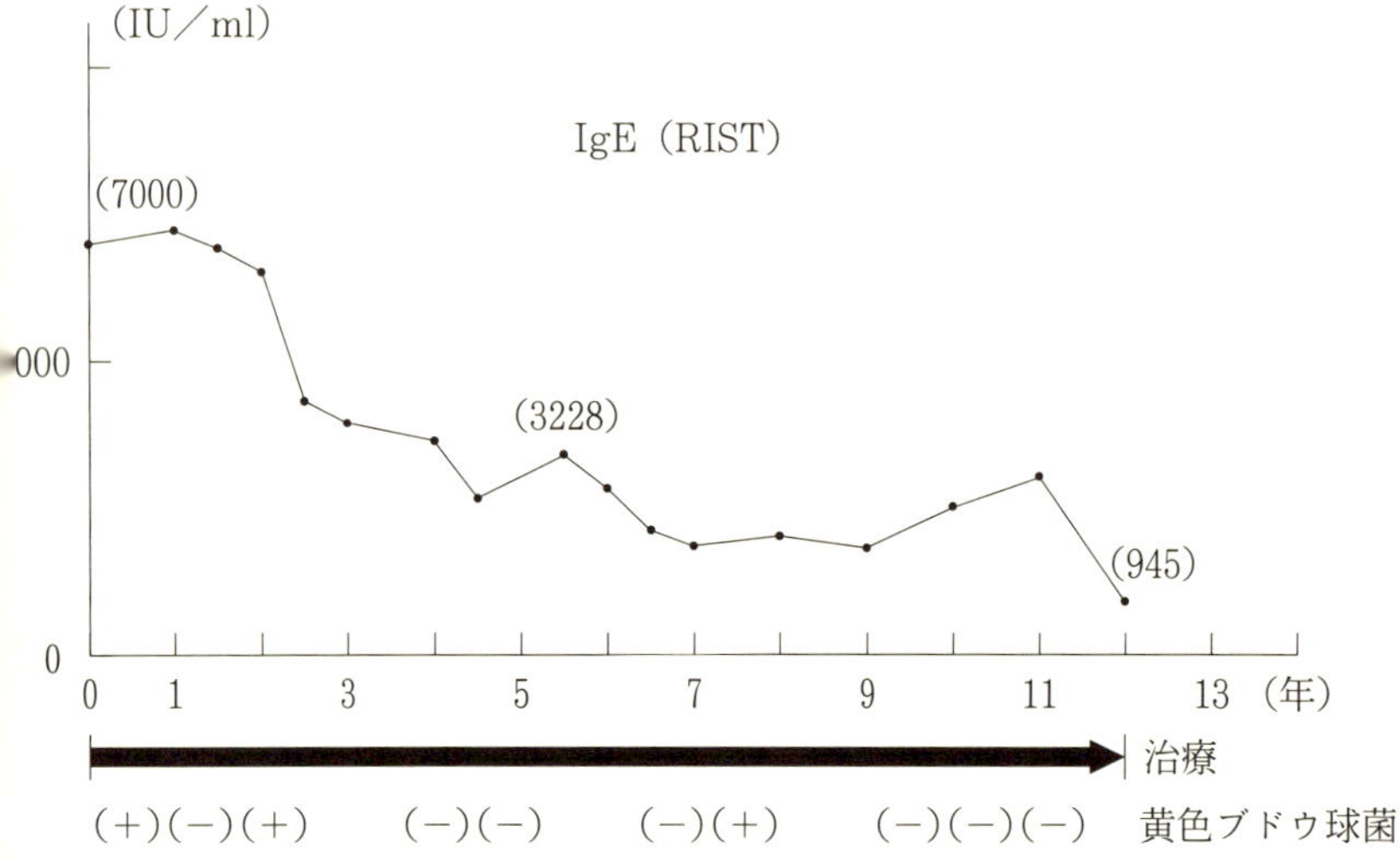

前書を読んで来院

50歳　男性

幼少期からアトピー性皮膚炎と診断され、ステロイドの塗り薬を時々使用していたことは、記憶に残っていたそうです。

ところが、35歳頃より症状が徐々に悪化し始め、ステロイドの塗り薬を頻回に使用するようになり、塗り薬も種々変えて処方されたのです。そうして、一時的には改善しても、すぐに悪化するといったことの繰り返しで、ついには、夜間に痒みが強くなり目覚めるまでになったこともあり、「アトピーが消える日」（栄光出版社）を読んで、受診することを決めたということでした。

受診時の状態は、顔、体、四肢のカサカサと肥厚した皮膚に、色素沈着した部分と、赤みのある部分と混在し、痒みの強い様子でした。

治療を開始するにあたって、ステロイドのリバウンドについて説明し、その出現する可能性は強い旨お話をしたのです。

治療開始後、そのリバウンド症状はすぐにあらわれ、赤みは更に強くなり、ガサガサの状態は以前にも増して強くなったのです。顔や首の状態は少し腫れあがり、リンパ液でジュクジュクした様子でした。痒みも非常に強くなり、夜も眠れない日が続いたのでした。治療開始2週間後に診察室に現われた時に、さすがに疲れきった様子で、「これがリバウンドというものですか」と納得した様子で話をされたのを思い出します。この症状は、しばらく続きますが、当分の間辛抱が必要の旨の話をしたところ、「もう少し頑張ります」と答えて、ステロイドとの決別を新たに決めた様子でした。

治療開始2カ月頃より、皮膚の赤みは減少し、顔、首のジュクジュクはほとんどなくなってきたのです。そして、ゴワゴワした皮膚の部分も、少し柔らいだ感じがしてきたようで、この頃から夜に目覚めることはなくなってきたようです。ただ、症状的には一進一退を繰り返していたのです。

治療開始後1年目頃には、顔、体のカサカサは軽度となったのですが、肘と膝の関節部分のガサガサ状態はまだ続いていたのでした。しかし、日常生活に支障をきたすことはなくなってきたようでした。

そして、治療3年目頃になると、肘、膝の症状もほとんどなくなってきたのですが、IgE（RIST）の値の低下するのを待って、治療開始5年の時に治療を終了したのです。

その後、２年に渡り経過観察をしたのですが、再発はなく通院を終了したのです。

グラフでは、ＩｇＥ（ＲＩＳＴ）値が、年を追って低下しているのが、おわかりいただけると思います。

また、黄色ブドウ球菌も検出されなくなっています。

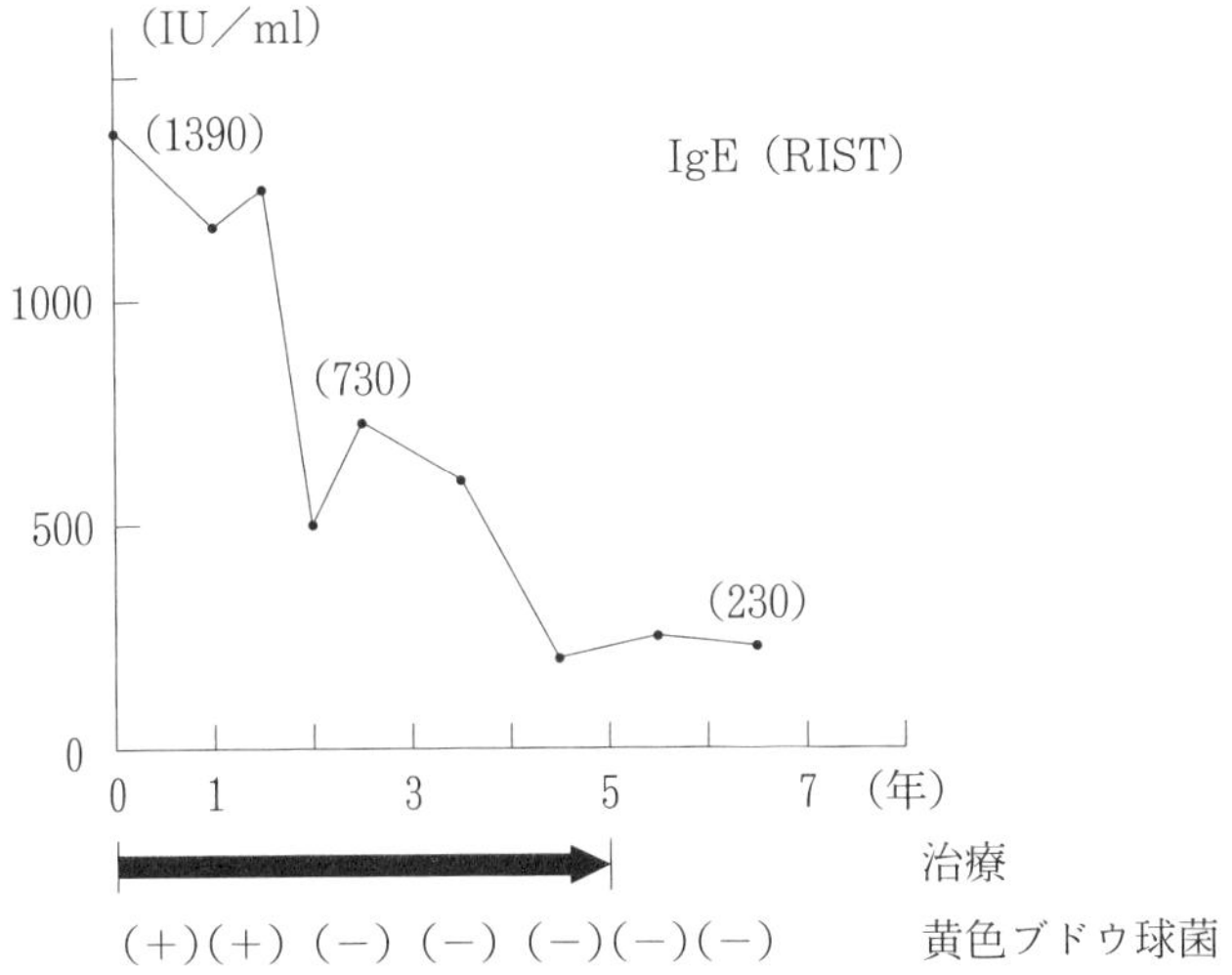

IgE（RIST）値は低いのに

14歳　男児

幼少期の頃は、皮膚に何の問題もなかったそうですが、13歳頃から急に肘や膝の関節部分にカサカサがあらわれ、赤みと痒みを伴ってきた為に、近医を受診してステロイド剤の塗り薬と抗アレルギー剤の内服薬を処方され、治療を続けていたのですが、一向に改善せず、父親の会社の同僚から当院の話を聞いて、14歳になって来院したのです。母親は、強酸性水の治療について、少しは知っていたのですが、実際に治療するかどうかになると多少の迷いがあったようでした。

皮膚状態は、アトピー性皮膚炎であることと、ステロイドの使用によるリバウンド症状がおこる可能性があることを説明し、もう一度家族で相談の上実施するかどうかを決めるように指示し帰宅したのでした。

数日して再度来院し、治療を開始することに決めたと、迷いのなくなった声で返事があり、治療の方法や、注意点などを説明した上で開始することになったのでした。

症状としては、顔、体のカサカサ感は、さほど強くなかったのですが、肘、膝の部分は強いガサガサで皮膚が肥厚していたのでした。痒みは相当強かったようです。

そして、IgE（RIST）の値は低値を示していたのですが、アトピー性皮膚炎においては、必ずしも高値を示すとは限らず、低値でも重症の人もいることなどを説明したのでした。

治療開始1カ月半の状態は、顔、体、四肢の全てにおいて、赤みとガサガサが初めよりもかなり強くなっていたのです。しかし、痒みも強かったのですが、夜に痒みで目覚めることはなかったそうです。

その後、赤みは徐々に減少し、ガサガサの皮膚は硬い状態から、柔らかみのある皮膚に変化していったのでした。

そして、1年後には顔、体の症状は消えていたのですが、肘と膝の部分は軽度のカサカサ状態となっていたのです。

治療はそのまま続行し、再度悪化することはなく、完全にカサカサがなくなり、IgEの低下を待って、2年8カ月の時点で治療を終了したのでした。その後、1年間の経過観察を経て、再発もなく通院を終了したのです。

皮膚からの黄色ブドウ球菌は、検出されなくなっています。

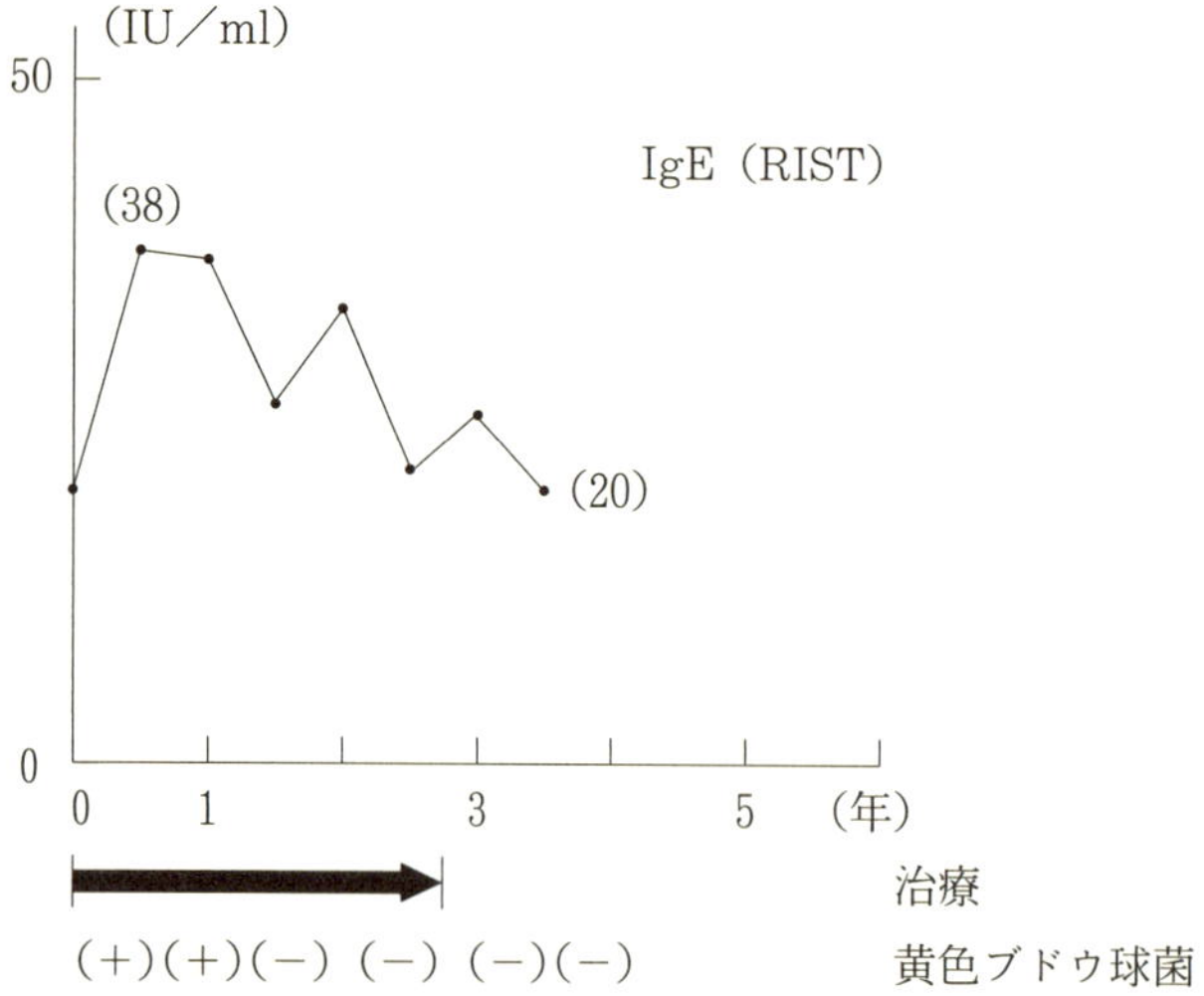
(IU／ml)
50
IgE（RIST)
(38)
(20)
0
0
1
3
5
(年)
治療
(＋)(＋)(－) (－) (－)(－)
黄色ブドゥ球菌

ステロイド未使用で治療を始めた　5カ月　男児

生後3カ月頃より、体を中心にカサカサのドライスキンが出てきた為に、ワセリンを使用して様子をみていたのですが、症状は徐々に悪化してきて、体の他、顔や手、足までカサカサが拡がり、赤みも増してきた為に、生後5カ月で口コミで当院の話を聞き、来院したのでした。

今までの経過を聞いてみると、例にもれずベビー石鹸で、手で洗っていたとの話でした。ステロイドの塗り薬は嫌だったようで、処方されても使用せずに辛抱していたとのことでした。

頭部は、かなりガサガサが強く、顔、首、体、四肢も同様にガサガサで赤みがあり、一部にリンパ液の浸出でジュクジュクした状態だったのです。

ベビー石鹸とワセリンの使用を中止するように指示し、強酸性水による治療法を説明して、治療を始めることになったのです。

治療開始2週間後に診察したところ、頭部の強かったガサガサ状態は、見違える程、軽くなっていたのでした。顔、体、四肢のガサガサ状態はまだ残っていたのですが、リンパ液によるジュクジュク状態はなくなっていたのです。

検査結果は、グラフに示すようにＩｇＥ（ＲＩＳＴ）は高値であり、皮膚からは黄色ブドウ球菌が検出されたのでした。

治療開始3カ月頃になると、全身のガサガサは軽微となり、赤みの症状は出なくなってきたのです。最初の検査で、ＩｇＥ（ＲＡＳＴ）で卵白、牛乳にクラス4の強い反応を示していたのですが、生後9カ月の時点で、玉子、牛乳を含め制限もせず何でも食べていたのですが、アトピー性皮膚炎の症状の悪化はなく、Ｉ型アレルギーである蕁麻疹も出ることはなかったのでした。

1年3カ月をもって、強酸性水の治療を終了し、その後、1年4カ月程経過をみたのですが、再発徴候はなく、通院終了としたのでした。

グラフより、ＩｇＥ（ＲＩＳＴ）が著しく低下しており、黄色ブドウ球菌も検出されなくなっていたのです。

この例は、ステロイドの使用歴なしで治療を開始した例であり、症状が悪化する現象はなく、皮膚の回復に時間を要さなかった例です。

他にもステロイド未使用で、この治療を開始した多数の例があるのですが、同様に治療期間が短いといった傾向を確認しているのです。

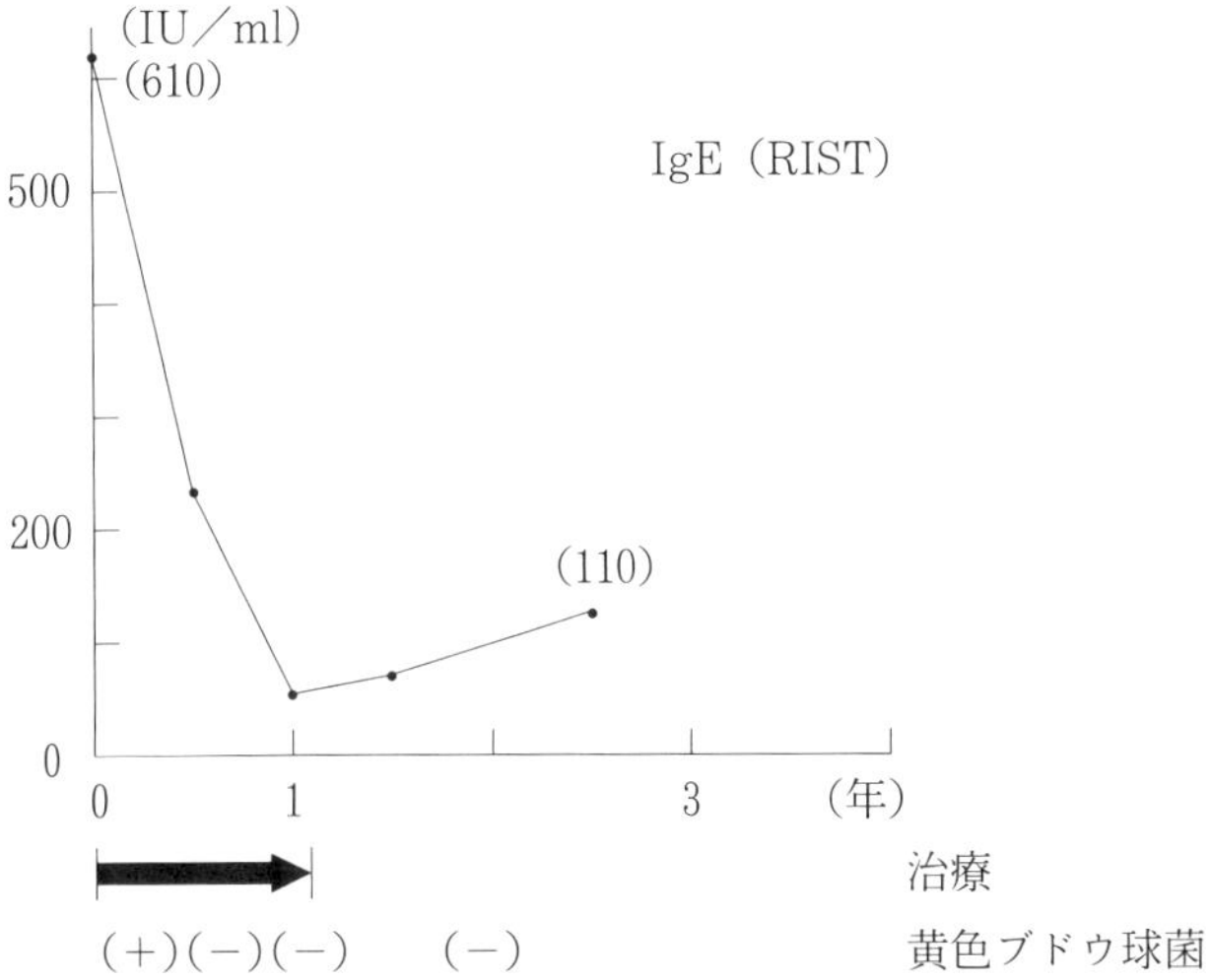

ステロイド未使用の治療例　2カ月　男児

ステロイド未使用で治療を開始した、もう一つの例を紹介します。

生後2カ月頃より、皮膚がガサガサして、少し痒みがありそうだということで来院してきたのです。

診察してみると、顔、体の中心部、肘、膝のガサガサが強く、赤みも伴っていたのです。

母親に話を聞くと、入浴時はベビー石鹸を使い、手でやさしく洗っていたとのことでした。

（この例も、スキンケアに問題のあった例なのです）

そこで、ベビー石鹸を中止し、普通の浴用石鹸に変更すること、タオルで洗うことを指示して様子をみることにしたのでした。そして、2週間後に来院してもらったところ、顔と胸の部分の赤みが強くなっており、リンパ液の浸出でジュクジュクした状態になっていたのでした。その後もしばらく様子をみたのですが、改善する傾向もなかった為に、生後3カ月半から強酸性水による治療を開始することにしたのです。

それまで、ステロイドの使用はなかったこともあり、開始2週間ほどで皮膚のガサガサと赤みは残っていたのですが、ジュクジュク状態はなくなっていったのです。

開始2カ月頃には、顔と膝にカサカサが残るものの赤みはなく、他の部分のカサカサは軽微になっていたのです。

そして、6カ月を過ぎた頃からは、カサカサはほとんどなくなっており、治療1年目にはアトピー性皮膚炎の症状は消えていたのでした。しかし、IgE（RIST）の値の低下が不充分であった為、治療を続行して、2年後にIgE（RIST）、TARCの結果を確認して治療終了としたのです。

その後、1年間の経過観察としたのですが、アトピー性皮膚炎の再発はなく、通院終了となったのでした。

この症例は、ステロイド使用の経験がなく、治療開始後の症状悪化がなく、回復が早い為に、治療期間が短いことが特徴なのです。

そして、IgE（RAST）で卵白、牛乳、小麦に対する反応値は、クラス3〜4の値でしたが、I型アレルギー反応は出現せず、アトピー性皮膚炎の悪化もなかったのです。

当然、離乳食は何でも食べており、食物制限はしなかったのです。

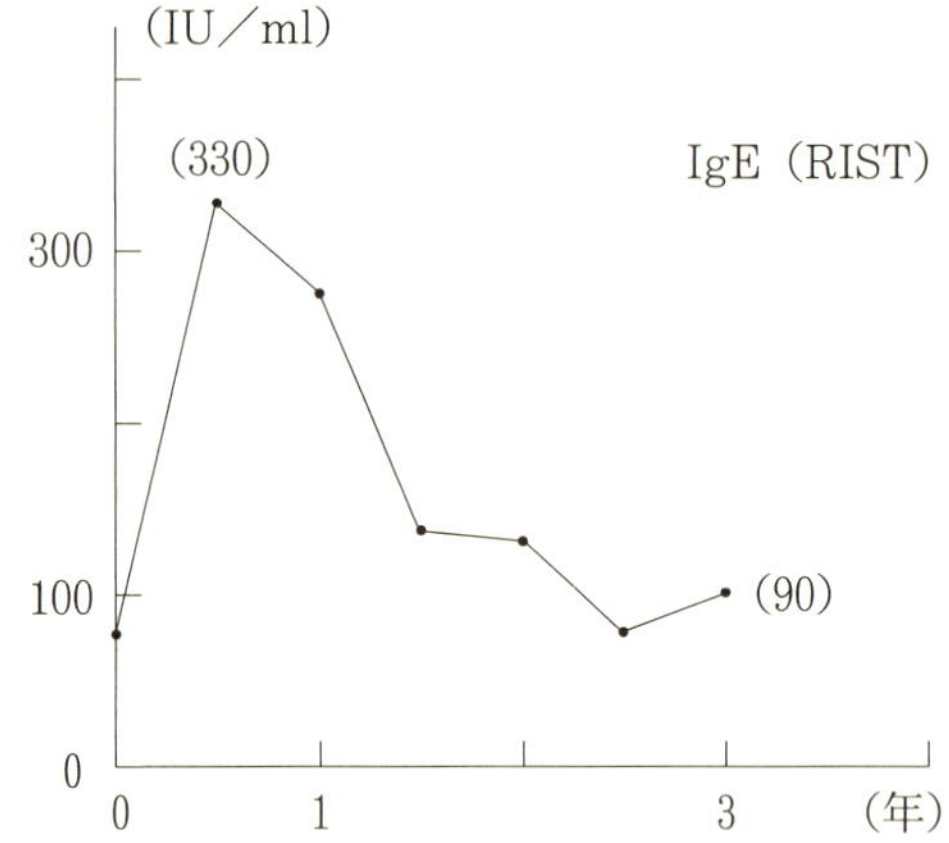
(IU／ml)
IgE（RIST）
(330)
300
100
(90)
0
0
1
3
(年)

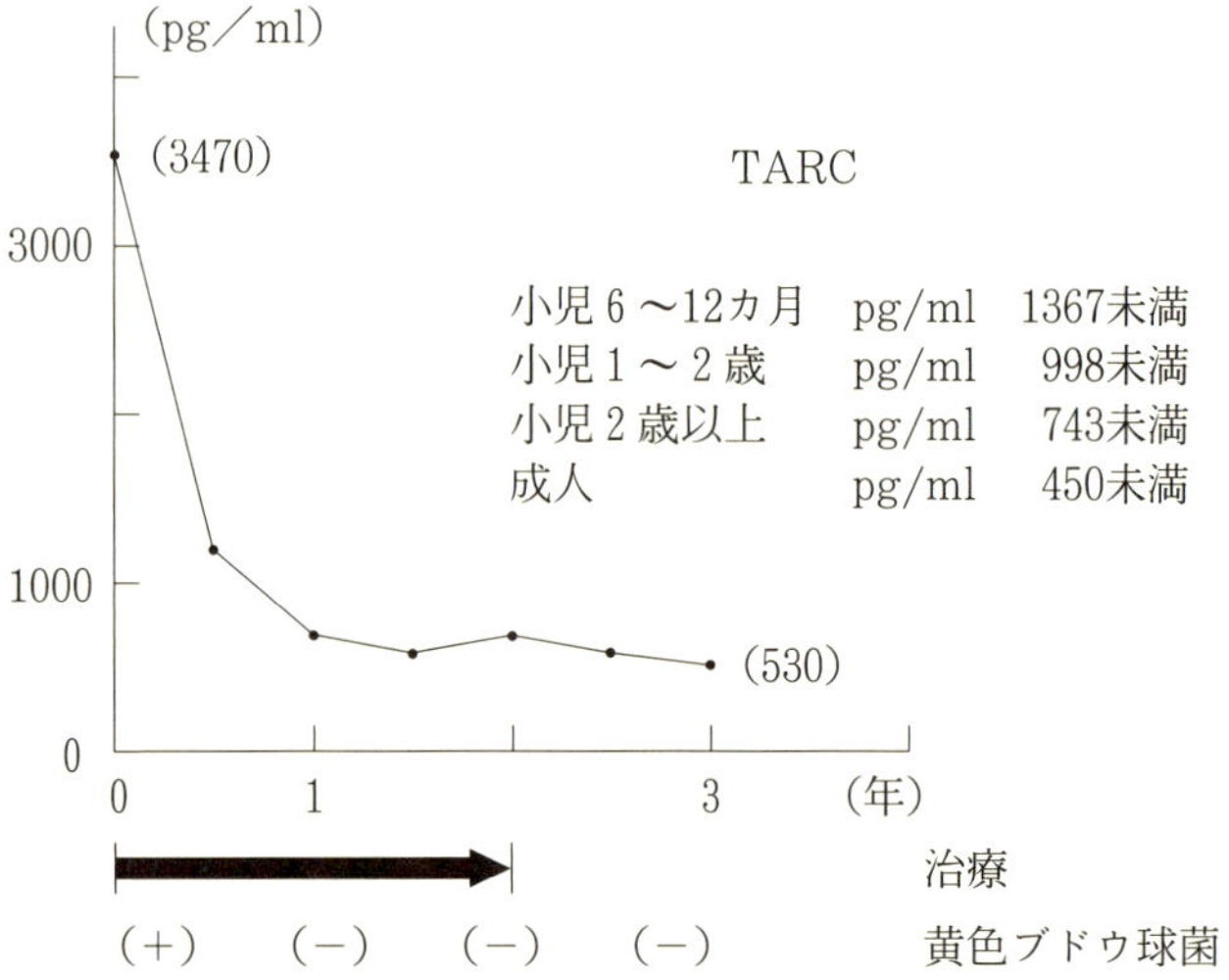
(pg／ml)
TARC
(3470)
3000
小児６～12カ月　pg/ml　1367未満
小児１～２歳　pg/ml　998未満
小児２歳以上　pg/ml　743未満
成人　pg/ml　450未満
1000
(530)
0
0
1
3
(年)
治療
(＋)　(−)　(−)　(−)
黄色ブドウ球菌

ステロイドを使うのが心配で

4カ月　男児

生後3カ月頃から、肘、膝といった関節部分を中心に赤みが目立つようになり、痒そうにしていたようです。顔、体はカサカサのドライスキンでしたが、さほど痒みはなかったようです。ただ、入浴後などで温まった時などは、痒みが強くなってくるようで、当院受診の一週間前から、ステロイドの塗り薬を使用し始めていたのですが、2〜3回使用したところ、今まであった症状が跡かたもなく消えてしまい、喜びどころか逆に心配になり来院したのでした。

受診時には、顔、体、肘、膝に軽いカサカサがあった程度で、見た目には軽度のアトピー性皮膚炎と考えられたのですが、母親の友人から、強酸性水治療の話を聞かされていたこともあり、この治療を希望されたのでした。

ステロイドのリバウンドは、大なり小なり出てくることを説明し、治療に入ったのです。治療開始後、症状は悪化してきたのでした。顔や胸部のカサカサと赤みは強くなってきており、リンパ液の浸出でジュクジュク状態になってきたのです。当然、痒みも強くなったようで掻きむしり状態でした。母親も不安そうな表情をしていたのが印象的でした。ステロイドを少量使用しただけでも、強いリバウンドが出ることは多々あることを話し、しばらく辛抱してもらうことになったのです。その症状は、一進一退を繰り返し、治療開始2カ月頃になって、ようやく皮膚の赤みは軽くなり、3カ月頃には、リンパ液の浸出によるジュクジュクもなくなってきたのでした。

そして、治療6カ月頃には、カサカサのドライスキンは、ほんの僅かに残るだけで、赤みが出現することはなくなってきたのでした。痒みもほとんどなくなり、両親の安堵の顔が忘れられない症例でした。

生後11カ月になり、玉子を初めて食べさせたところ、顔、体に蕁麻疹が出たのですが、1時間程で消えたそうで、症状としては軽度のものと話をし、その後、玉子を食べても蕁麻疹が出るようなことはなく、アトピー性皮膚炎も悪化はしなかったのです。

そして、グラフでは、IgE（RIST）の値が増えてきていたのですが、最終的に値が下がったことと、TARCが基準内であったこと、正常な皮膚にもどっていると判断し、治療開始2年8カ月で、治療を終了したのでした。

その後、しばらく経過をみたのですが、再発の微候もなく通院終了となったのです。

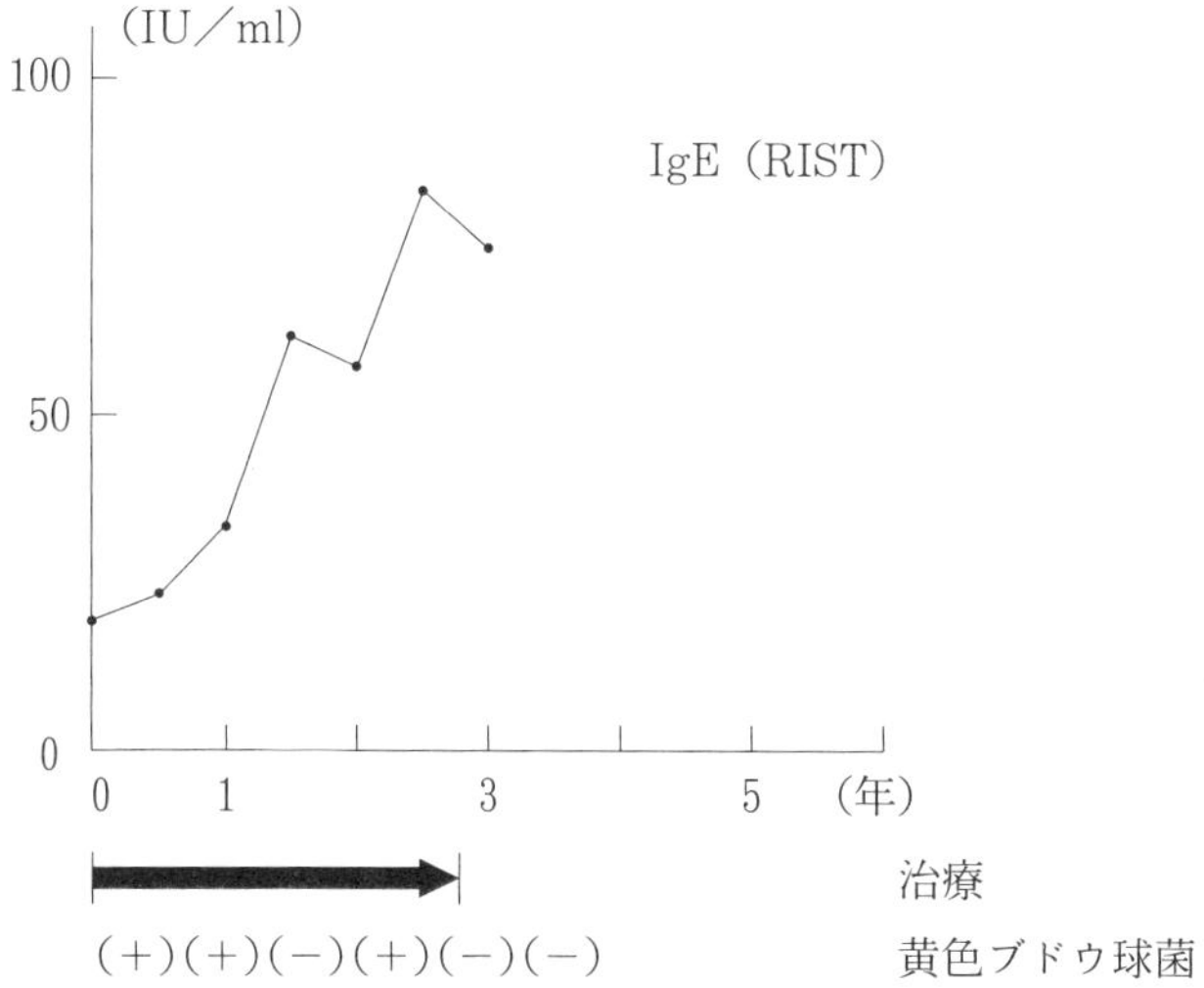
(IU／ml)
100
50
0
IgE (RIST)
0
1
3
5
(年)
治療
(＋)(＋)(－)(＋)(－)(－)
黄色ブドウ球菌

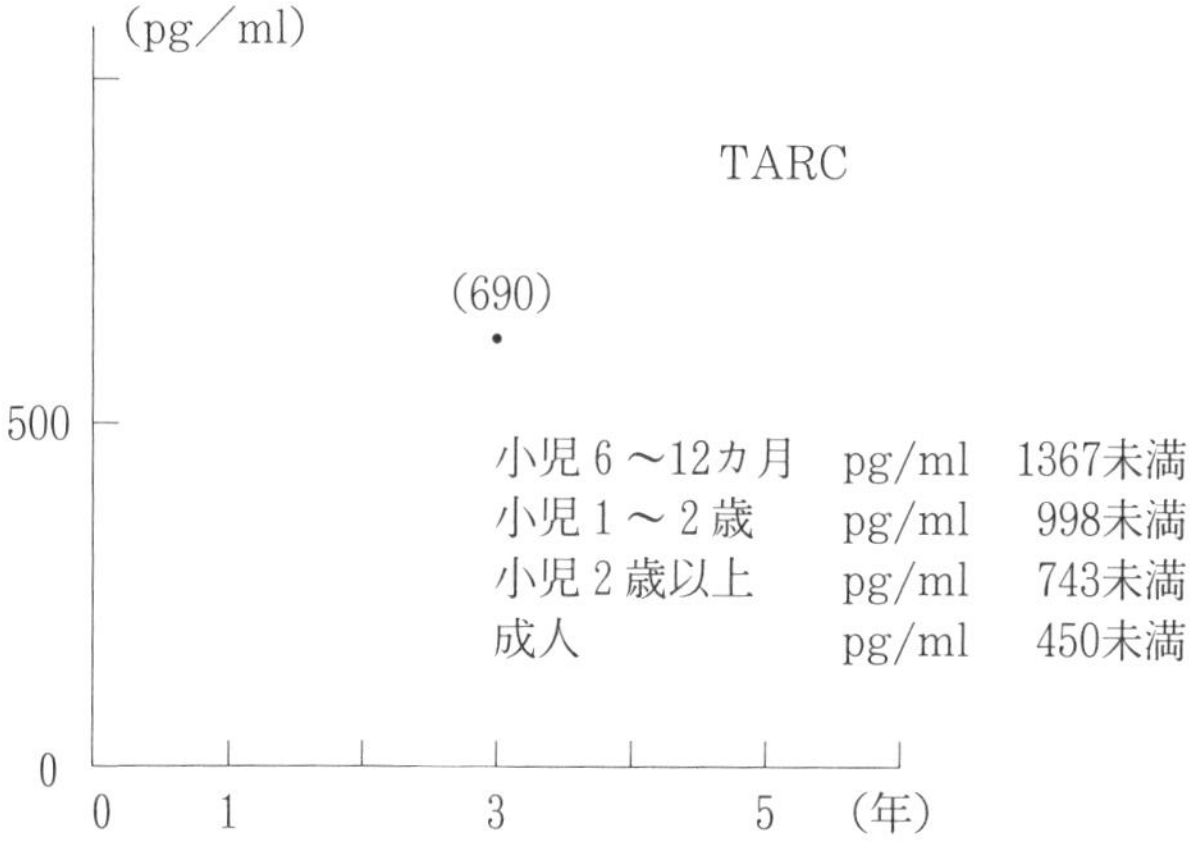
(pg／ml)
TARC
(690)
500
0
小児 6 ～12カ月 pg/ml 1367未満
小児 1 ～ 2 歳 pg/ml 998未満
小児 2 歳以上 pg/ml 743未満
成人 pg/ml 450未満
0
1
3
5
(年)

リバウンドなしで改善していった

10カ月　男児

生後1カ月頃より、顔にポツポツとした発疹が出始め、近医で乳児湿疹と診断され、ステロイド剤の塗り薬を処方されていたのですが、赤みやカサカサの部分が、体のあちらこちらに拡がってゆき、それに伴い、痒みの程度も増えていったようで、掻いた傷跡が消えない様子で困りはてた両親が、近所の人から当院を紹介され、10カ月の時に来院したのでした。

症状としては、頭から足の先までゴワゴワとした象の皮膚と称されるような状態で赤みも強く、体のあちらこちらを暇さえあれば掻きむしっている様子でした。当然、ステロイド剤は塗り続けており、2種類の抗アレルギー剤の内服をしていたのでした。離乳食は、野菜類とお粥だけで、他のものは禁止されていたのでした。体重も7kg前後と極端にやせた状態だったのです。

スキンケアの基本である入浴の時も、石鹸の使用は禁止され、やさしく手で洗うように指示されていたのでした。

（スキンケアにおいて、この症例と同じような例は、数多く経験しており、頭の痛い問題だと考えております）

強酸性水の治療を開始するにあたり、まず離乳食のすすめ方と、入浴の方法について説明をし、治療に入ることになったのです。

治療開始2週間後に来院した時に、おどろいたことに、リバウンド症状はほとんどなく、むしろ、少し症状は改善したような状態でした。体中にあった赤みは消えて、ゴワゴワした皮膚も少し柔らかくなったような印象でした。

血液の検査結果では、卵白、小麦、牛乳、大豆といった項目は、IgE（RAST）で全てランク4〜5と高値を示し、皮膚からは黄色ブドウ球菌が検出されていました。

御両親には、この黄色ブドウ球菌こそが、アトピー性皮膚炎の根本原因であり、食物は原因にならないことを再度説明し、蕁麻疹や呼吸困難といったI型アレルギー症状に注意すれば問題のないことを、改めて話をしたのでした。そして、何でも少量ずつ食べさせるように指示をし、経過を注意深く観察していったのでした。

ある時、白身の魚を少し食べたところ、口のまわりが赤くなったという話があり、蕁麻疹の軽い症状で、食べ慣れていくうちに症状は出なくなると話をすると、母親は、すごく安心した様子で帰っていったのでした。

治療3カ月頃には、ゴワゴワした皮膚は柔らかさを増し、掻きむしる姿も少なくなってきた様子でした。

そのまま、治療を続行していきましたが、リバウンド症状はなく、食事も何でも普通に食べられるようになり、治療開始1年目には、顔、体、上肢のカサカサ感は、あるか無いかにまで回復し、膝と足首に軽度のカサカサが残るだけとなったのです。体重が順調に増えていったのは、言うまでもありません。

治療開始4年目には、カサカサのドライスキンは消失し、見た目には正常な皮膚に思われたのですが、IgE（RIST）の低下は認めたものの、TARCの値が安定化していなかった為に、治療を続行することにしたのです。

しかし、症状の改善に伴い、痒みもなくなったことから、次第に強酸性水の治療をサボりがちになってしまったのです。時々、肘や膝に軽いカサカサが出てくるのですが、それ以上の悪化はなく現在に至っているのです。

IgE（RIST）・TARCは安定しており、黄色ブドウ球菌も検出されてはいないのですが、もう少し頑張ってほしいところです。

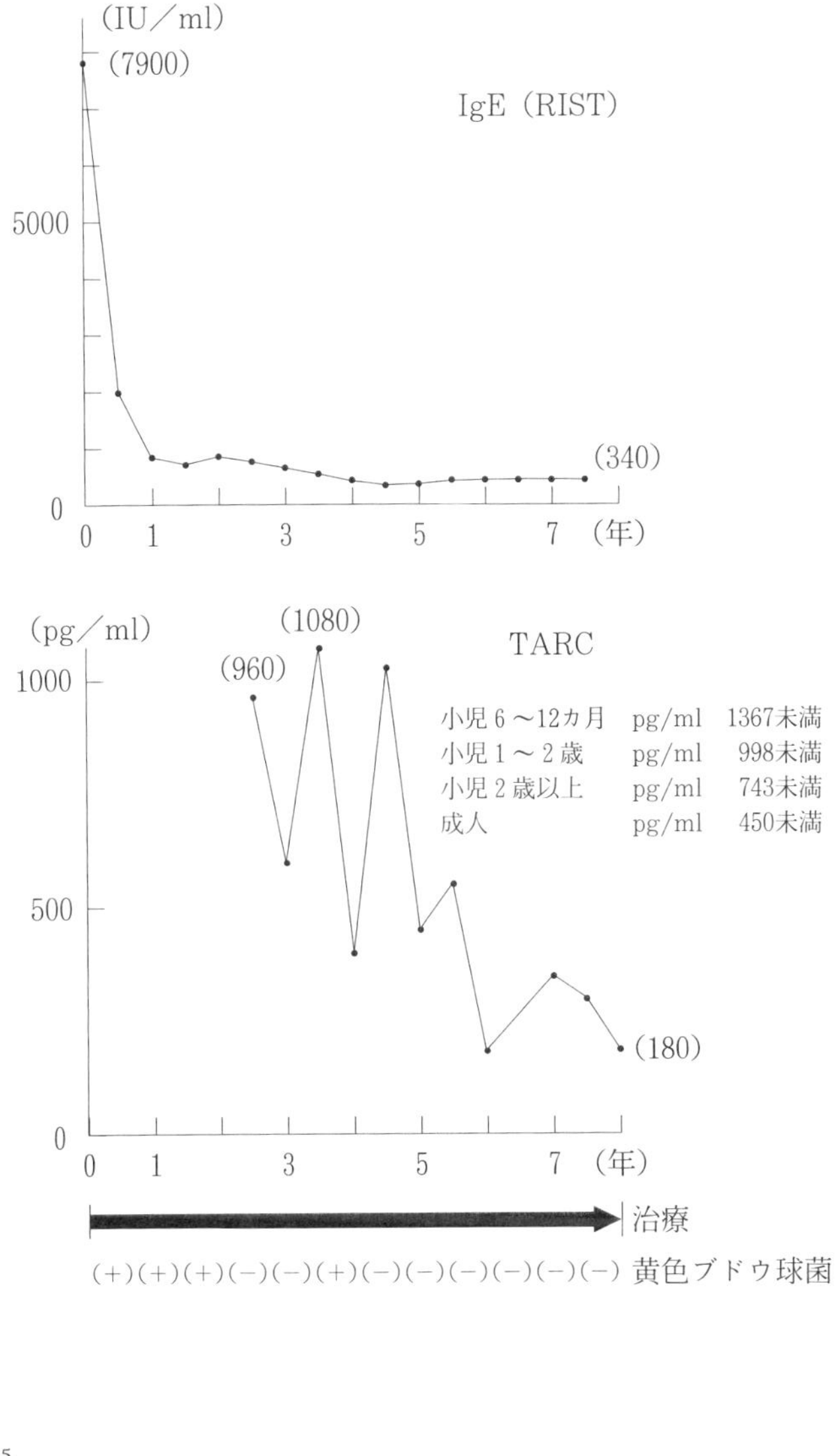
(IU／ml)
(7900)
IgE (RIST)
5000
0
(340)
0 1 3 5 7 (年)
(pg／ml)
(1080)
(960)
TARC
1000
小児 6 ～12カ月 pg/ml 1367未満
小児 1 ～ 2 歳 pg/ml 998未満
小児 2 歳以上 pg/ml 743未満
成人 pg/ml 450未満
500
(180)
0
0 1 3 5 7 (年)
治療
(+)(+)(+)(−)(−)(+)(−)(−)(−)(−)(−)(−) 黄色ブドウ球菌

乳児湿疹からアトピー性皮膚炎へ

2歳　男児

生後2カ月頃から乳児湿疹といわれ、ステロイド剤を塗り続けていたのでした。最初は作用の弱いものを使用していたそうですが、徐々に赤みがひかなくなってきた為、少し強めの薬に変更したそうですが、この頃にアトピー性皮膚炎と診断されたのでした。

その後もステロイド剤の塗り薬を、種類も量も変えながら使用し続けていたのですが、改善せず、当院受診の2年前よりステロイド剤を一切使用するのを止めて、漢方薬の入浴剤や漢方薬の塗り薬を使用することにして、頑張ってはいたのですが、改善することは全くなく、インターネットの検索で当院のことを知り、受診したのでした。

受診時、顔や上肢のガサガサは強く出ていたのですが、体、下肢はそれほどガサガサは強くはありませんでした。しかし、全身の痒みは強く、赤みもところどころにみられたのでした。

過去には、喘息症状があり、抗アレルギー剤の内服を続けるように云われたのですが、お断りしたそうです。その後喘息症状は出てないと話をしていたのです。

強酸性水の治療法を説明し、現在行っている治療は全て中止してもらうことにしたのです。ただ、ステロイドを中止してから2年の歳月があり、リバウンド症状のおこる可能性は少ないと思われると話をしたのです。

治療開始後、症状の悪化は出現せず、逆にガサガサの皮膚は硬さがとれ、赤みも消えていったのでした。

1カ月後には、痒みは残るものの、来院時にみられた掻きむしりの強い状態はなくなっており、本人はもとより両親にも笑顔がみられたことを覚えているのです。

その後も症状は一進一退を繰り返しながらも、1年後には左肘と膝に軽度のカサカサが残るだけとなったのでした。

ただ、IgE（RIST）、TARCの低下が不充分と考えられた為、強酸性水の治療を続行し、5年半をもって治療を終了としたのでした。1年間の経過観察後も再発はなく、通院終了となったのです。

経過中、喘息の発作は一度もありませんでした。

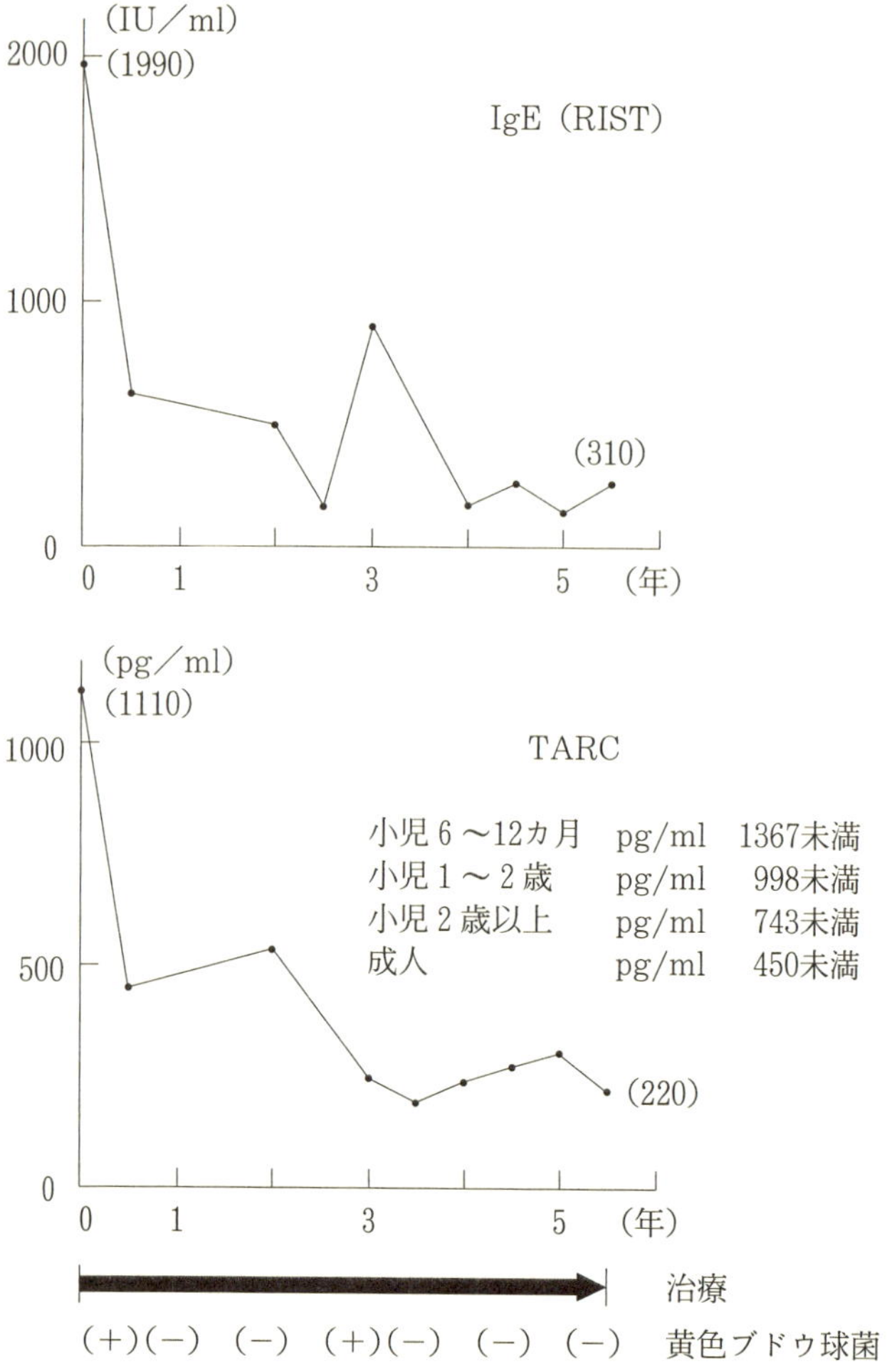
(IU／ml)
2000
(1990)
IgE（RIST）
1000
(310)
0
0
1
3
5
（年）
(pg／ml)
(1110)
1000
TARC
小児６～12ヵ月　pg/ml　1367未満
小児１～２歳　pg/ml　998未満
小児２歳以上　pg/ml　743未満
成人　pg/ml　450未満
500
(220)
0
0
1
3
5
（年）
治療
（＋）（－）　（－）　（＋）（－）　（－）　（－）　黄色ブドウ球菌

治療開始1カ月半でリバウンド出現

6歳　女児

生後1カ月頃からの乳児湿疹で、ステロイドの塗り薬を使用し、少し良くなってはまた悪化の繰り返しで、一向に改善のきざしもなく過ごしてきたそうです。思い悩み、途方にくれていた矢先、口コミで当院を知り来院されたのでした。ステロイドは、ずっと塗り続けていたそうで、一部の皮膚が薄くなった部分もみられ、ステロイドの塗りすぎによる副作用の皮膚萎縮を呈していたのでした。痒みが強く、夜間に頻繁に目覚めるといった状態で、両親共に疲れ切っていた様子だったのが思い出されます。

最近まで、ステロイドの塗り薬を3種類、時にはステロイドの内服もしていたようで、この先どうなるのかといった不安一杯の様子だったのです。

診察してみると、顔は軽度のカサカサ状態でしたが、体の中心部と手首、膝、足首に強い皮膚の肥厚が認められ、あたかも象の皮膚のような症状だったのです。そして、肘の部分は皮膚が薄くなった状態でした。

ステロイドの内服もあったことから、ステロイドのリバウンド症状がおきる可能性は強いと話をし、両親も納得した上で治療を開始したのです。

治療開始1カ月位は症状に大きな変化はみられなかったのですが、治療1カ月半頃から顔のカサカサと赤みは強くなり、アトピーの炎症により腫れあがった状態になったのです。リンパ液の浸出でジュクジュクとなり、更に体と肘、膝も同様の症状になったのです。こうなると、痒みは当然強烈になり、夜も眠れず、明け方にようやく眠れるような状態でした。ステロイドのリバウンド症状と説明し、もうしばらく辛抱するように説明したのですが、本人も含め両親の心労はいかなるものかと、複雑な気持ちになったのでした。

しかし、治療開始3カ月頃より、リンパ液の浸出によるジュクジュク状態はなくなり、夜も少しずつ眠れるようになってきたのでした。

そして5カ月目には、胸部と左上肢を除き、ガサガサ、ゴワゴワした象のような皮膚は消失し、皮膚自体に柔らかさが出てきて、掻いても出血しないような皮膚になってきたのです。

治療開始1年で、全身のカサカサ状態は軽度となり、痒みで目覚めることはなくなってきたようです。しかし、汗をかいた時に痒みが出るようですが、最初の状態に比べれば、天国のような感じだと話をしていたのです。

1年半後には、顔、体は正常な皮膚となり、肘と膝にのみ軽度のカサカサが残るだけとなったのです。

その後も治療を続け、悪化することもなく5年目に全身の皮膚は正常化し、検査結果も改善を続け、5年半で治療を終了したのでした。

以後も再発を認めず、1年の経過観察をもって、通院終了となったのです。

現在13歳になっているのですが、妹さんが同様にアトピー性皮膚炎で通院治療中であり、時々顔を見せてくれるのですが、再発はしておらず元気そのもので、うれしい限りで元気づけられるところです。

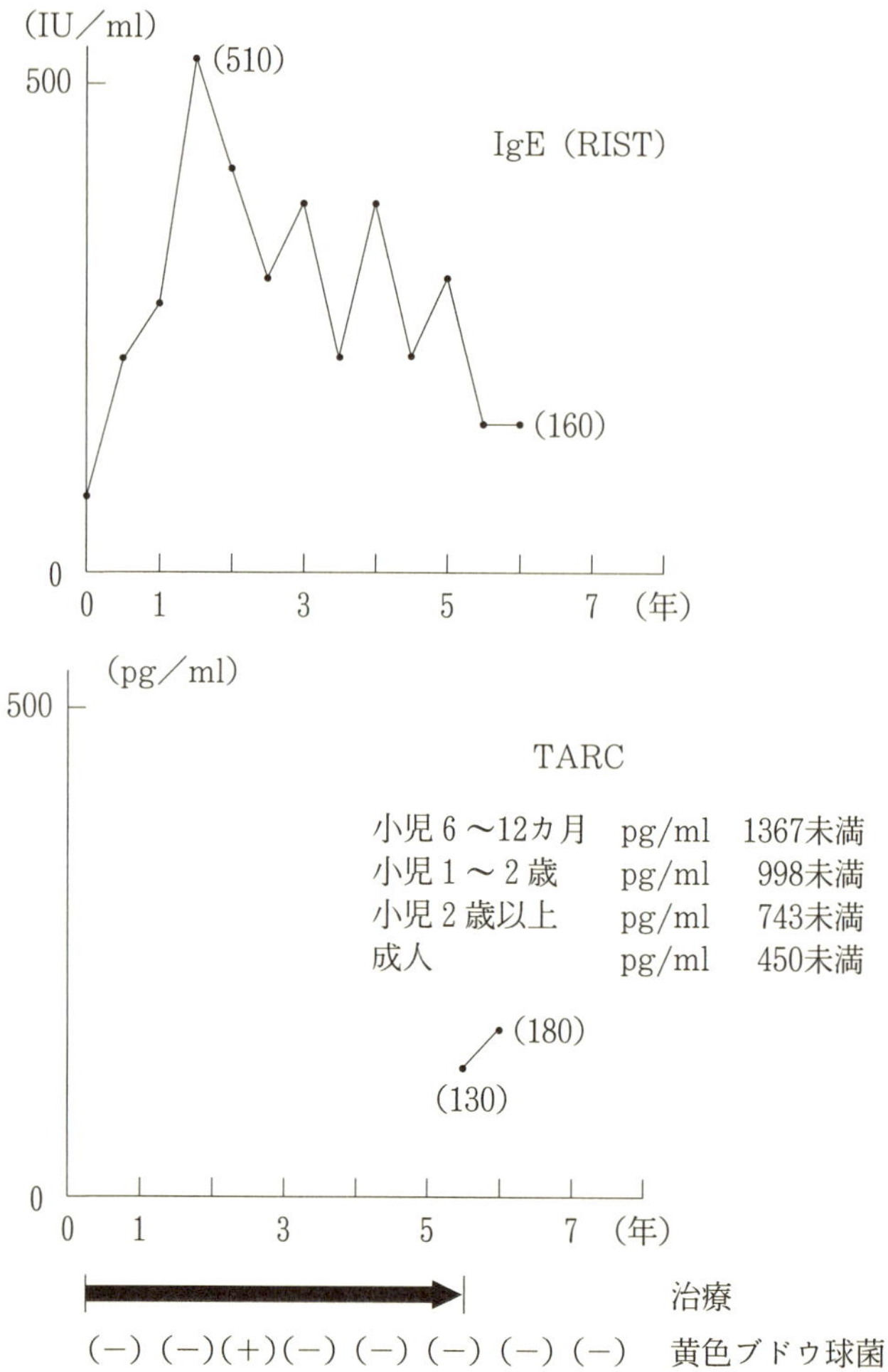
(IU／ml)
500
0
(510)
IgE (RIST)
(160)
0 1 3 5 7 (年)
(pg／ml)
500
0
TARC
小児 6 〜12カ月 pg/ml 1367未満
小児 1 〜 2 歳 pg/ml 998未満
小児 2 歳以上 pg/ml 743未満
成人 pg/ml 450未満
(180)
(130)
0 1 3 5 7 (年)
治療
(−) (−) (+) (−) (−) (−) (−) (−) 黄色ブドウ球菌

掻いても掻かなくても治り方は同じ

5カ月　男児

生後2カ月の頃から、乳児湿疹の診断のもと、ステロイドの塗り薬を使用し続け、良くなる気配もないままに、抗アレルギー剤の内服も併用していたのです。

しかし、皮膚の赤みと痒みは徐々に悪化してゆき、思い悩んでいたのでした。ある時、父の会社の友人から、当院の治療法の話を聞き、来院したのでした。

来院時、体の中心部を除き、頭、顔、四肢の赤みとガサガサ、そして、症状の強いところでは、ゴワゴワとした硬い皮膚になっており、診察している時でも、掻くことを止めることができない様子で、両親もそのことが特に気になっている様子でした。

強酸性水治療の基本は、ステロイドを一切使用しない方法であること、そして、ステロイドのリバウンド症状で、一時的に症状が悪化すること、その時に痒みは今よりも強くなる可能性があるものの、掻いても一向に悪影響はないことを説明し、治療に入ってもらったのです。

今まで、掻いてはダメ、掻かせないで、と云われ続けてきた両親にとって、掻いても掻かなくても治り方は一緒です、と説明を受けた時に、肩の荷が降りたような安堵の表情をみせてくれたのが印象に残っている症例でした。

そして、治療開始2週間後の状態は、今まできれいに見えた体の中心部にも、ガサガサと赤みがあらわれ、頭、顔からは、赤みが一層強くなった上に、リンパ液の浸出でジュクジュクした状態になっていたのでした。四肢のガサガサ、ゴワゴワの状態も一緒で、赤みは増していたのでした。

当然、痒みはより一段と強さを増しているようで、夜も眠れない状態が続いていたのですが、掻いても大丈夫という言葉に勇気づけられ、何とか耐えてます、と明るく答えてくれたことに、こちらも勇気づけられ、うれしい気持ちになったことを覚えています。

さて、治療開始2カ月位になってくると、全身にみられた赤みはほとんどなくなり、ガサガサの状態は残るものの、リンパ液のジュクジュクもほとんどなくなってきたのでした。治療3カ月目には、頭、顔、体、上肢のカサカサは改善したものの、下肢のガサガサは残っており、痒みは続いていたのです。

下肢のガサガサが軽くなってきたのは、治療6カ月頃のことで、ようやく夜間に痒みで目覚めることはなくなったのです。

そして、開始2年後には、症状はほとんどなくなっていたのですが、グラフに示しているように、ＩｇＥ（ＲＩＳＴ）が高値を示していた為に治療を継続することにしたのでした。その後は、時々、体の中心部に軽度のカサカサが出たりしていたのですが、3年目には症状は出なくなり、検査結果も落ち着いていた為に治療を終了することにしたのです。そして、経過観察でも再発を認めず、通院終了となったのです。

この症例は、痒みがなかなか治まらず、掻くことに対して両親が辛抱し、耐え抜いた例だったのですが、掻くから治らない、掻かせないで下さい、といった従来からの誤った常識を打ち砕いた例なのです。

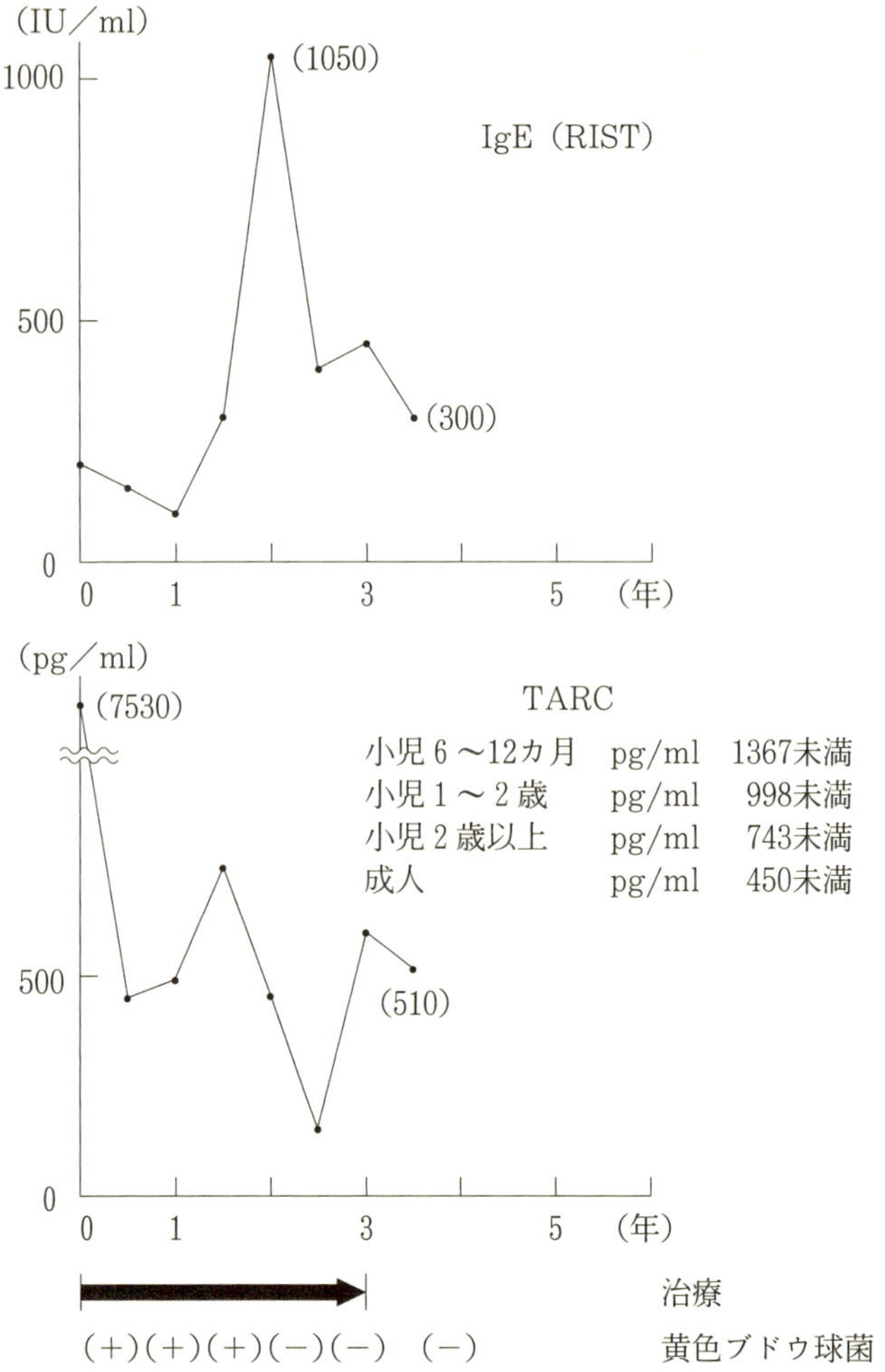
(IU／ml)
1000
500
0
(1050)
IgE (RIST)
(300)
0
1
3
5
(年)
(pg／ml)
(7530)
TARC
小児 6 ～12カ月 pg/ml 1367未満
小児 1 ～ 2 歳 pg/ml 998未満
小児 2 歳以上 pg/ml 743未満
成人 pg/ml 450未満
500
(510)
0
0
1
3
5
(年)
治療
(＋)(＋)(＋)(－)(－) (－)
黄色ブドウ球菌

アトピー性皮膚炎とは云われてなかったのに

2歳半　男児

生後2カ月頃より、カサカサ肌の為、近医で漢方製剤の塗り薬とステロイド剤の塗り薬を使用していたのですが、症状が消えては出ての繰り返しで、そのうちに痒みも徐々に強くなってきたらしく、一日中掻きむしっているような状態だったそうです。ある時、保育園の先生から当院の話を聞かされ、来院に至ったそうです。

来院時には、全身がガサガサの状態で赤みもあり、特に顔はリンパ液の浸出でジュクジュクしており、痒みは強そうな感じでした。

母親からの話では、かかりつけの医師から石鹸の使用はしないように指示されていたらしく、入浴時に石鹸は使わずに過ごしていたそうです。

そこで、最初にしてもらったことは、普通の浴用石鹸でしっかり洗うことと、塗り薬を中止して様子をみることにしたのです。しかし、なかなか改善せず、受診1カ月後に単純ヘルペスの皮膚炎を併発し、症状が更に悪化したのでした。母親は、最初から病名についてては何も聞かされてはいなかったのですが、私が、アトピー性皮膚炎と考えて間違いないないと話をすると、少し驚いた様子でした。

当院での治療法について話をし、治療を開始したのですが、母親は子供が掻くことに対して、神経質になっていて、掻いているのを見つけると毎日叱りつけていたのでした。それは、掻くから治らないという医師の言葉があったのだと思われますが、掻くことが悪いと強く思い込んでいたのも一因のようでした。

そこで、この治療をするにあたって、大事なことは、掻いても掻かなくても治り方は一緒であり、治らないということはないと説明し、掻くことによって治療期間が長引いたり、傷跡が残ったりしないので、安心して掻かせて下さい、と話をしたのでした。母親は、最初、信じられないような顔つきで話を聞いていたのですが、他の子供さんも同じようにしてもらっています、と話をすると納得した様子で治療を開始したのでした。

掻くから治らないといった言葉は、治療を指示する側にとって、治らない、あるいは治せないことに対する責任逃れの言葉なのです。患者側に責任を押しつけているのにすぎないのです。残酷な言葉だと思われてなりません。

治療開始後、3カ月位までは、顔のガサガサと赤み、リンパ液のジュクジュクは続いていましたが、比較的ステロイドの使用量が少なかった、体や手足は回復が早く、ガサガサした皮膚は柔らかさが増して程度が軽くなり、赤みは出てこなくなったのです。それに伴い、痒みは顔の部分に依然として残っていたのですが、治療開始前と比べると相当減ったように思われたのです。

母親も、掻いても大丈夫と云われたこともあり、以前のような張りつめた表情はなくなっていったのです。

開始5カ月頃には、口周囲のガサガサ状態は残ったものの、他の場所の皮膚は正常に近い状態となっていたのでした。

開始10カ月頃には、症状はほとんど認めなくなったものの、IgE（RIST）、TARCの結果の安定化を待つこともあり、治療を続行して、開始2年後に強酸性水の治療を終了したのでした。

終了後、一時的に体の中心部にカサカサの症状が出たのですが、軽かったこともあり徐々に消えていったのでした。

その後2年半の経過観察をし、再発の微候もなく、通院終了としたのでした。

IgE（RIST）TARC共に低下したままで、安定していることが、グラフよりおわかりいただけるものと思います。

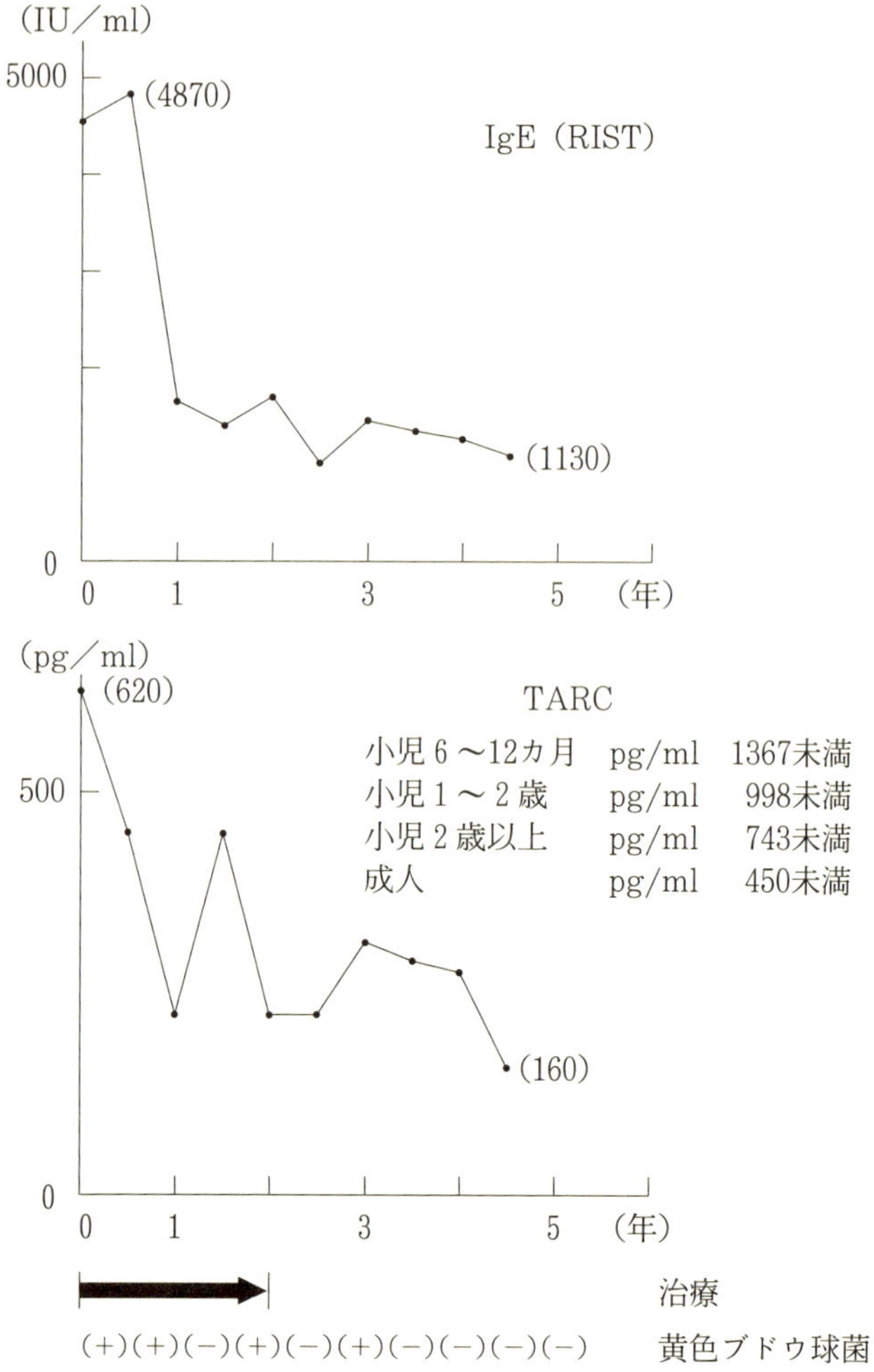
(IU／ml)
5000
(4870)
IgE（RIST）
(1130)
0
0
1
3
5
(年)
(pg／ml)
(620)
TARC
小児 6 ～12カ月 pg/ml 1367未満
小児 1 ～ 2 歳 pg/ml 998未満
小児 2 歳以上 pg/ml 743未満
成人 pg/ml 450未満
500
(160)
0
0
1
3
5
(年)
治療
(+)(+)(−)(+)(−)(+)(−)(−)(−)(−)
黄色ブドウ球菌

不要な食物制限

7カ月　男児

生後1カ月頃より乳児湿疹と云われ、ステロイド剤の塗り薬を使用していたのですが、いつまで経っても良くならない、あるいは逆に悪くなっているような気がするということで、近所の人から勧められて7カ月の時点で来院したのでした。

当院でのアトピー性皮膚炎に対する治療法については、あまり知らない様子で、その概要を説明することにしたのでした。治療開始後一時的に症状が悪化する可能性があることを伝え、治療をするかどうか家族と相談した上で、することに決まればもう一度来院することで帰っていかれたのです。

後日、ステロイドはもう使いたくないということで、この強酸性水の治療を始めることになったのです。

この症例は、母乳栄養で育児をされていたのですが、母親は以前より、玉子、牛乳、小麦を含む全ての食品を制限していたのでした。その理由は、IgE（RAST）で、卵白、牛乳、小麦の反応が全てクラス6であった為に、食べないように指示されて、ずっとそれを守ってきたということでした。そして、この児の離乳食もまだ開始していなかったのです。

そこで、アトピー性皮膚炎の原因は、皮膚に生着している黄色ブドウ球菌であり、食事でアトピー性皮膚炎はおこらないことと、I型アレルギーである蕁麻疹にだけは注意が必要であることを説明したのです。

母親の食物制限は不要であり、何を食べても大丈夫であること、そして、この児の離乳食は、普通の児と同じように順序だてて開始するように話をしたのです。

治療開始後、肘、膝、足首のガサガサの程度は強くなり、赤みの様子も強くなってきたのです。痒みも当然強くなり、母親はしきりに掻くことに対する不安感を口にしていたのですが、掻いても治り方に影響はないことと、傷跡も残らないことを繰り返し説明し、しばらく辛抱が必要と話をして、納得をしてもらい治療を続けていったのでした。

治療開始1カ月半位には、赤みもなくなりガサガサの皮膚もやや柔らかさが出てきたようになってきたのです。

蕁麻疹も、玉子や乳製品を少量食べた時に、口まわりが少し赤くなったりするものの、1時間程度で消えていくといった具合で、ひどい蕁麻疹は出ないということもあり、母親も少しずつ安心感を覚えていったようです。

治療開始5カ月頃には、カサカサ状態もなく、赤みも全く出ない様子で、正常な皮膚のように見えたのですが、しばらくすると、再度カサカサの皮膚になり、痒みも出てきて、まだまだ正常な皮膚にはもどっていなかったようでした。

治療開始1年位になると、右肘、肩まわりに軽度のカサカサが残り、他の部位は正常化した皮膚のように思われたのでした。

食事も何でも食べているようで、蕁麻疹の出る頻度も減り、すぐに消えるようになり軽症化しているようでした。

アトピー性皮膚炎の方は、症状が逆もどりすることもなく、母親も安心したようで、現在は治療開始2年を越えていますが、IgE（RIST）、TARCの検査値をみると、もう少しで治療を終了できそうな症例です。

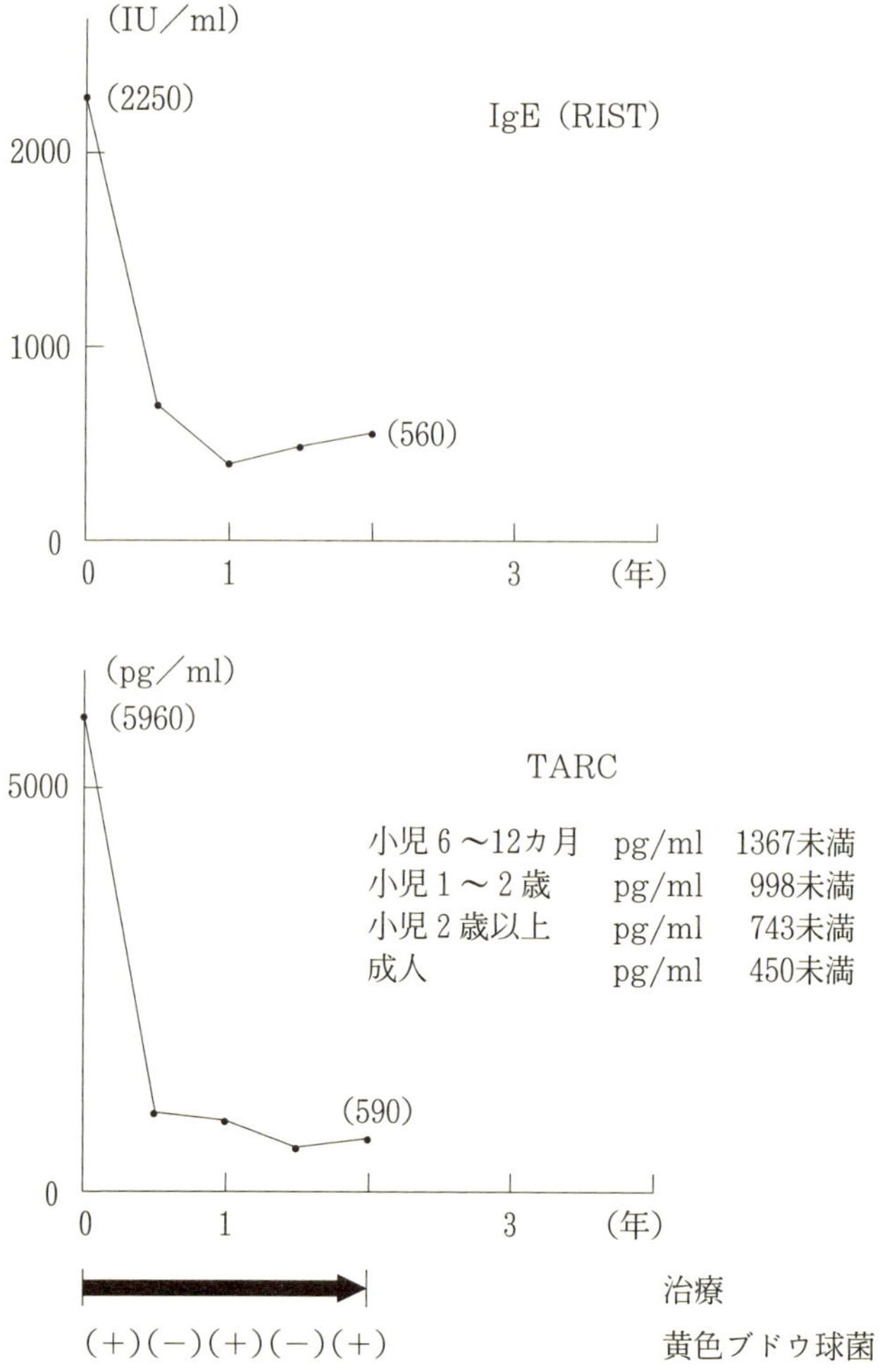
(IU／ml)
(2250)
2000
1000
0
(560)
IgE（RIST）
0
1
3
(年)
(pg／ml)
(5960)
5000
0
TARC
小児 6 ～12カ月　pg/ml　1367未満
小児 1 ～ 2 歳　pg/ml　998未満
小児 2 歳以上　pg/ml　743未満
成人　pg/ml　450未満
(590)
0
1
3
(年)
治療
(＋)(－)(＋)(－)(＋)
黄色ブドウ球菌

ステロイドの塗り方が悪いと云われ

9カ月　男児

生後3カ月頃より、手、足を中心にカサカサと赤みの症状が出てきた為に、近医でステロイドの塗り薬を塗るようにと、処方されたのでした。

最初のころは、カサカサや赤みが出た時に使用する程度で、さほど気にもしてなかった様子でしたが、徐々に皮膚の赤みが強くなり痒みが出てくるようになった為、抗アレルギー剤の内服薬を処方されたのでした。しかし、飲み薬を併用しても、塗り薬を使用した時には赤みと痒みはなくなるのですが、しばらくすると同じ症状が繰り返し出るようになり、今まで症状の出ていなかったところにも、同様の症状が出るようになってきたのでした。不安を感じ、近医で相談したところ、ステロイド剤の塗り方が悪いから治らないのだと云われ、困りはてていたそうです。

生後9カ月になったころ、祖母の知人から当院の話を聞いて受診したのでした。

受診時、顔、体には軽度のカサカサがあったのですが、肘、手首の関節部分はカサカサは軽いものの赤みが強く、両下肢は、ザラザラした状態の皮膚で、サメ肌と形容される皮膚だったのです。

強酸性水による治療の説明をした上で、ステロイドは一切使用しないので、現在まで使用していたステロイドによるリバウンド症状がおきても辛抱するように話をして、治療に入ったのでした。

治療開始2週間目の様子は、両下肢のガサガサ状態は更に強くなり、赤みも増え、皮膚は腫れ上がり、リンパ液の浸出でジュクジュクの様相を呈していたのでした。又、顔や体、上肢もガサガサと赤みが強くなり、当然痒みも強くなっている為、夜も眠れずに掻いてばかりいるとの話でした。夜明け頃から昼頃まで寝てくれるそうで、その時が母親にとって安堵の時間だったようです。

しばらく辛抱して続けてもらうことを話し、治療開始後2カ月位でようやく下肢のジュクジュクが止まり、赤みも少しずつ減少して、顔、体、上肢のガサガサは残ってはいるものの、赤みは同様に少なくなってきたのです。痒みは相変らず続いていましたが、リンパ液の浸出によるジュクジュクがなくなった分、両親も手ごたえを感じとってきた様子でした。

開始後4カ月で、両下肢のゴワゴワ状態の皮膚は、膝と足首の部分に残すのみとなったのですが、他の部分はまだガサガサ状態が続いていたのでした。

そして、その後も治療を継続していった結果、ガサガサの程度は改善して軽くなったのと同時にその範囲も縮少し、正常化した皮膚の部分も増えていったのでした。そして、掻いても出血するようなこともなくなり、両親は、掻くことに対して特に気にすることもなくなってきたようでした。

2年目には、カサカサの皮膚はなくなり、正常な皮膚と思われたのですが、TARCの値が低下しなかった為に治療を続行したのです。その後も経過観察中に両下肢のカサカサが時々あらわれたようですが、治療開始3年目にはそれもなくなり、IgE（RIST）、TARCの値が共に低下した為、3年3カ月で強酸性水の治療を終了したのでした。

その後1年間、経過観察をしたのですが、再発の微候はなく、通院終了としたのでした。

ステロイドを正しく使えば、アトピー性皮膚炎は治るといった考え方は、誤りであると私は思っています。何故なら、ステロイドは根本治療薬ではないのですから。

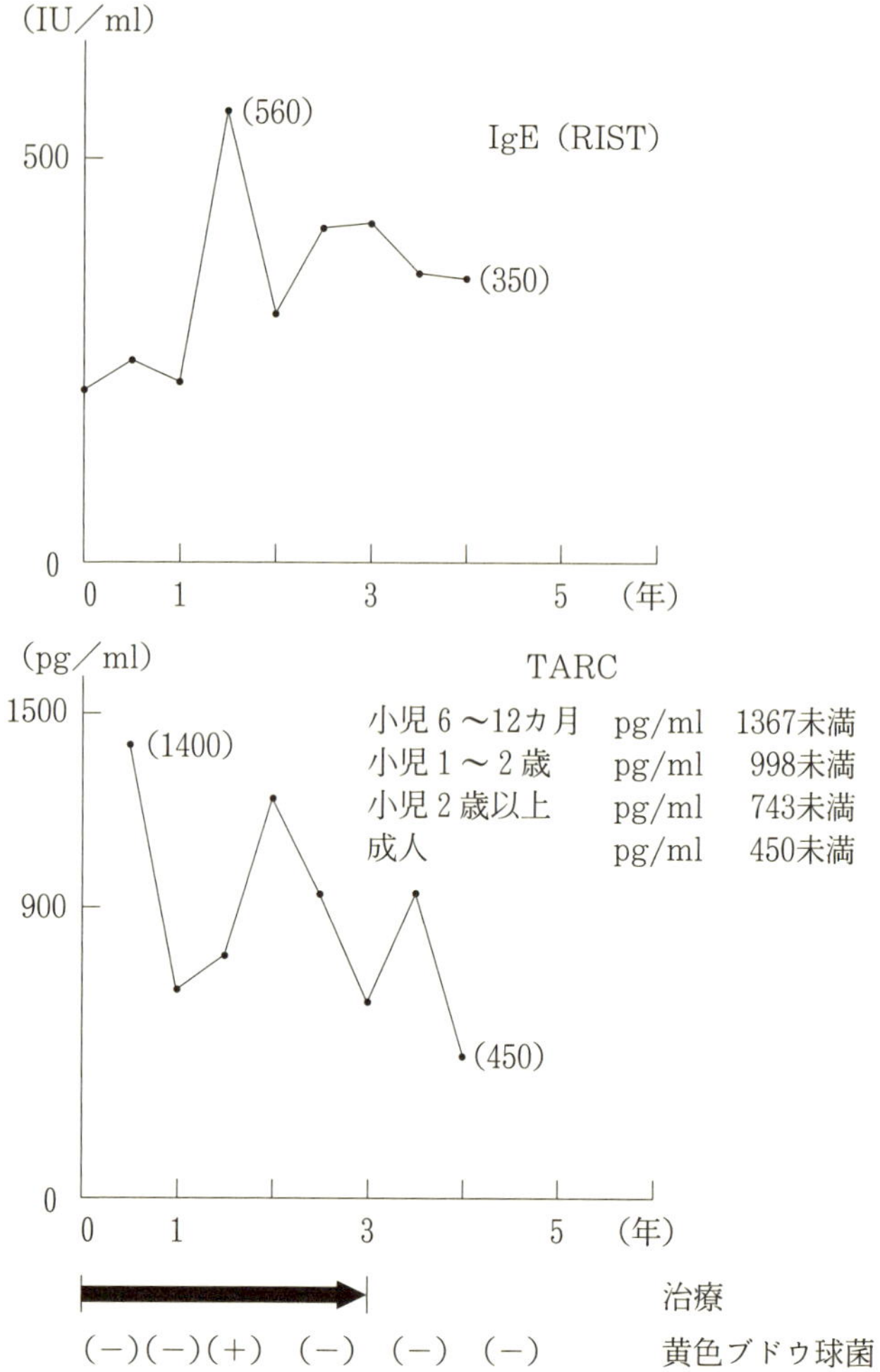
(IU／ml)
(560)
IgE（RIST）
500
(350)
0
0
1
3
5
(年)
(pg／ml)
TARC
1500
(1400)
小児 6 ～12カ月　pg/ml　1367未満
小児 1 ～ 2 歳　pg/ml　998未満
小児 2 歳以上　pg/ml　743未満
成人　pg/ml　450未満
900
(450)
0
0
1
3
5
(年)
治療
(−)(−)(+)　(−)　(−)　(−)
黄色ブドウ球菌

ステロイドの治療に嫌気がさして　33歳　男性

幼少期より軽度のアトピー性皮膚炎を患っていたのですが、ステロイドの塗り薬を時々使用する位で、特に悪化もせず日常を過ごしていたそうです。

ところが、中学生になってから徐々に症状が悪化し始め、赤みと痒みが気になりステロイドの塗り薬を頻繁に使用し、いつか良くなるだろうと安易な考えでいたようです。しかし、症状は一向に改善せず、それどころか顔や首の赤みは消えなくなり、ガサガサ状態もそのままで、増々悪化していっているような感覚は、自分なりに分かってきたようでした。それでも、ステロイドの種類を変えて処方されたものを塗り続けたのですが良くならず、終いには、当院受診の1カ月前よりステロイドの内服薬を開始したのですが、症状改善の進展もなく、口コミで当院の話を知り来院したのでした。

治療法の説明と共に、ステロイド剤によるリバウンド症状が強く出る可能性があることと、出た場合には長期に及ぶこともあることを話し、強酸性水による治療を開始したのでした。当然、今まで使用した薬剤は全て中止してもらうことになったのです。

受診時、顔、首、肘のゴワゴワと肥厚した皮膚と赤みは、治療開始2週間目に診察すると、赤みが消えてなくなっていたのでした。ガサガサの肥厚化した皮膚は更に硬さを増したようでしたが、赤みがなくなった為か痒みの程度が減り、痒みで夜に目覚めることは少なくなったようだと、本人は話をしてくれたのです。

その後、症状の悪化をきたすリバウンド症状が出現することもなく、首、肘、膝の関節部分を中心に、症状の改善と悪化を繰り返しながらも治療を続けていたのですが、治療開始1年3カ月頃より症状の悪化することがなくなり、全身のカサカサは軽度となり、その頃は、汗をかいた時に痒みが出るものの、掻くことによって出血することはなくなってきたのです。

そして、そのような状態が3年程続き、開始後4年4カ月で全身正常な皮膚にもどったと判断し、IgE（RIST）の値も低値で推移していたこともあり、治療を終了としたのでした。

その後4年間、経過を観察したのですが、再発を認めず通院を終了としたのでした。

現在は、子供さんがアトピー性皮膚炎で強酸性水の治療の為に通院しており、時々、付き添いで顔をみせてくれるのですが、通院終了して14年を経た今でも、再発は認めていないのです。

グラフでのＩｇＥ（ＲＩＳＴ）の低下の様子がおわかりいただけると思います。

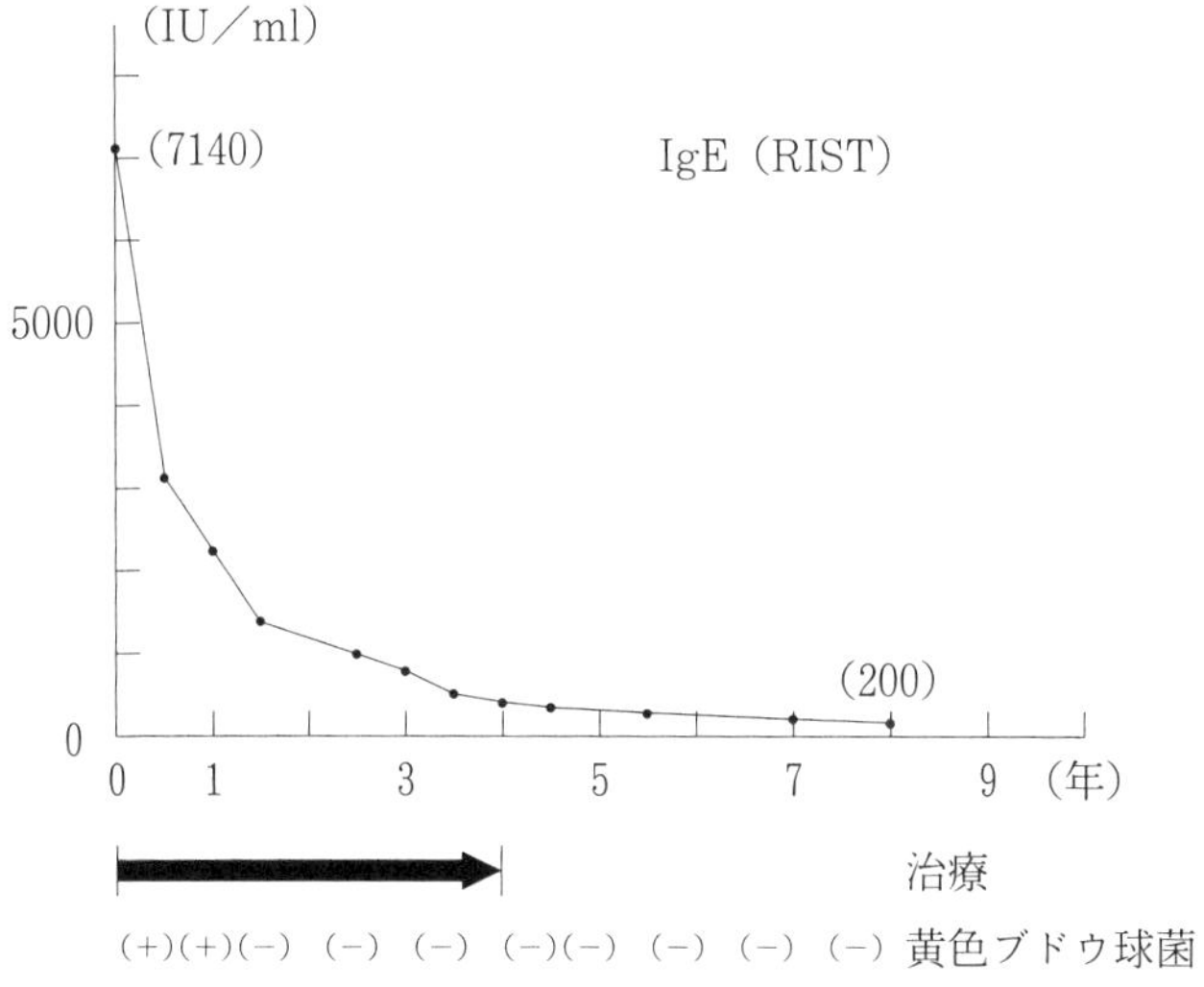

治療途中で通院中断・その後症状悪化して治療再開

22歳　女性

幼少期よりアトピー性皮膚炎で、ステロイド剤の塗り薬を時々使用していたのですが、使用していても改善するどころか徐々に悪化していることに嫌気がさし、17歳の時にステロイドの使用を中止したのでした。中止後、ステロイドのリバウンドにより、症状の更なる悪化をきたしたのですが、どこにも受診せず我慢をして耐え抜いたということでした。その後、玉子、牛乳、肉類、油類などの食物制限をし、民間療法も含め種々治療を試したのですが改善せず、22歳の時に当院へ受診したのでした。

症状としては、顔、首、肘の部分のガサガサの程度が強く、赤みも伴っていました。そして、首からはリンパ液の浸出でジュクジュクしている状態でした。

一般的に女性に多いのですが、顔の部分はどうしても気になるようで、症状があるとステロイド剤の使用頻度は多くなりがちで、その為にリバウンド症状が強く出やすい傾向にあるようです。本症例も同様で、顔と首の赤みとガサガサがなかなか改善せず、時にジュクジュクと治療開始後も続いていたのでした。症状が落ち着いてきたのは、治療開始後1

年程経過してからでした。その頃にはガサガサの程度は少し軽くなったようで、強い赤みも出なくなってきたようでした。

治療2年目になり、ようやく赤みは出なくなり、ガサガサの程度も軽くなって、痒みも大分と減ったようでした。

そのような軽度のカサカサが残っている状態が長期間続き、治療開始7年を経過した頃に突然来院しなくなったのです。これ以上改善はしないと諦めてしまったのかもしれません。

それから4年半を経た後に、再度顔をみせてくれたのでした。

来院しなくなった理由を尋ねてみると、通院をしなくなってしばらくは強酸性水の治療を続けていたそうですが、症状もだいぶ楽になってきたので、治療を止めてしまったそうです。そのまま何事もなく過ごしていたのですが、再来院の6カ月前より徐々にアトピー性皮膚炎が出現してきたというのです。

顔、体、下肢のガサガサと赤み、そして、特に首と肘のガサガサは強くあらわれ、リンパ液でジュクジュクしてきたそうです。その為、治療を再開するつもりで恥を偲んで来院したということでした。当然ステロイド剤は一切使用してなかったそうです。

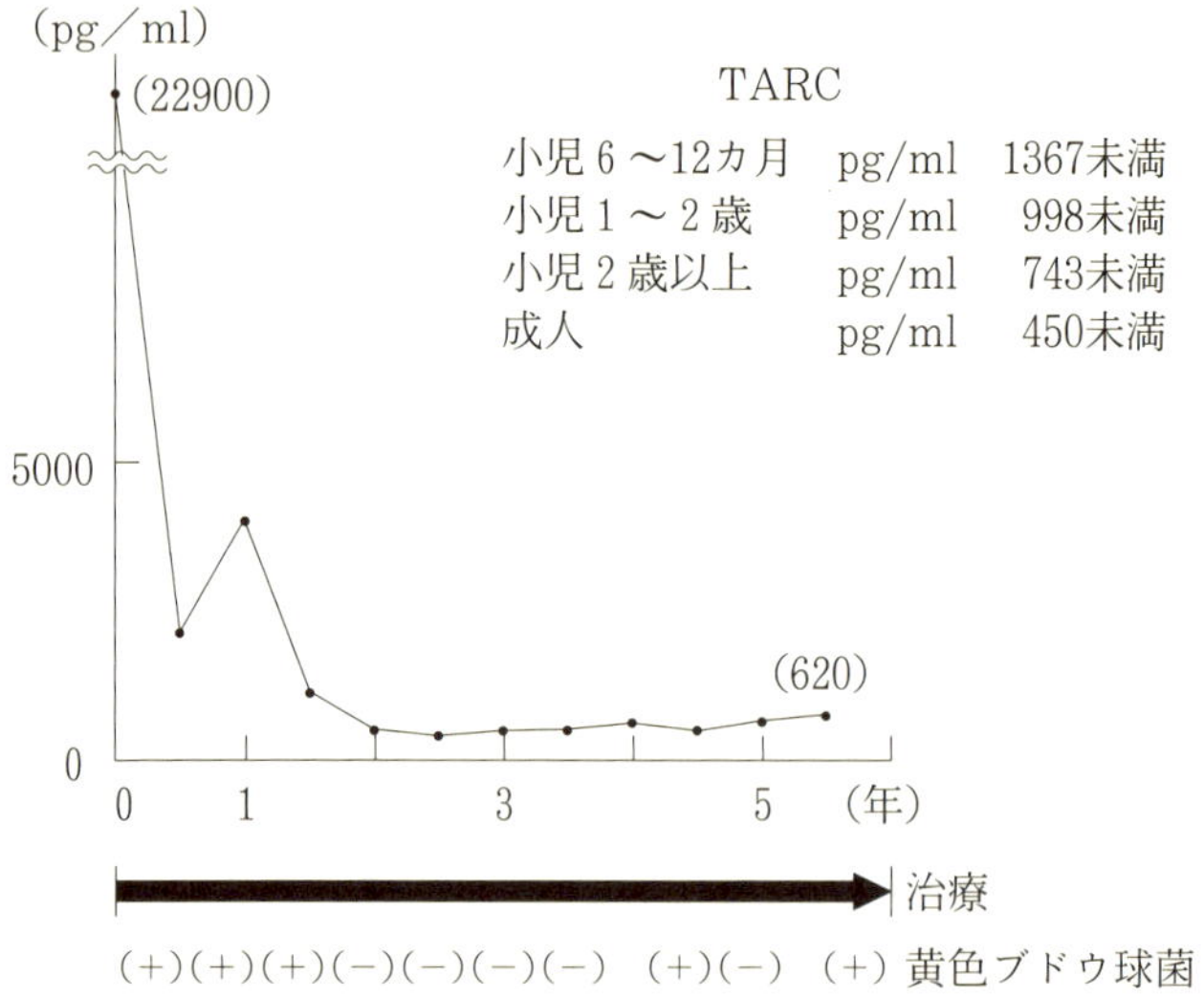

33歳の決断でした。

症状は最初の時と同様に、顔、首、肘が中心で、ガサガサが強く赤みも伴っていたのです。

治療再開後、症状はなかなか改善せず、治療開始1年半位にようやくガサガサの程度が軽くなり、その3カ月後には更にガサガサは軽くなっていったのです。

その後悪化することはなく、軽度のカサカサ状態は続きましたが、治療再開3年後位から顔の皮膚は正常化し、他の部分のカサカサも徐々に消退して、現在は、手首と手指の部分に軽度のカサカサ症状が残るのみとなっていて、治療継続中となっているのです。

この症例は、治療開始後にある程度改善し

たところで中断し、その後症状悪化にて再治療を行い改善に至っていること、そして、IgE（RIST）の値が、最初から10IU／ml以下と低値のまま推移し、一度も高値を示さない例であり、治療効果の判定にはTARCの値が有効であった例を紹介したものです。従ってグラフは、治療再開後のTARCのみを示してあります。

そして、この例の場合には、皮膚からの黄色ブドウ球菌が最近も検出されていることと、一部にカサカサの部分が存在すること、またTARCの値が低下しないことから、治療を継続する必要があると考えられるのです。

症状の回復に時間を要することも

32歳　女性

幼少期よりアトピー性皮膚炎と診断され、ステロイドの塗り薬を使用していたのですが、良くなったり悪くなったりの繰り返しで、半ば諦めの境地だったようです。知人から当院の話を聞かされ、半信半疑で来院したのでした。

来院時の皮膚の様子は、肘と体の中心部はサメ肌と形容されるような、硬いガサガサの皮膚であり、赤みも伴っていて痒みで夜間に目覚めることは何度もあるといった状況だったのです。

この治療では、ステロイドは一切使用しないことと、ステロイドによるリバウンドの可能性について説明し、治療に入ってもらうことになったのです。

治療開始4カ月を経過した頃でも、首、体、肘のサメ肌様の皮膚は残っていたものの、赤みがやや軽減したように見受けられ、痒みで夜間の目覚める回数は少し減ったと話をしてくれたのです。

治療開始後1年3カ月で、ようやく体のサメ肌様の皮膚は硬さがとれ、柔らかさが出てきたようになったのです。

当初より症状の強く出ていた首、肘の部分は、改善するのに3年6カ月を要したのでした。それまでの間、他の部分においては悪化することはなく、軽度のドライスキンの状態を維持していたのでした。

現在も治療を続行しているのですが、以前のような悪化した皮膚にもどることはなく、首や肘の状態も柔らかさを維持しており、徐々に回復してくるのを待っているところなのです。

この症例では、治療開始時のTARCは、2870pg／mlと高値を示していたのですが、経過と共に低下をしてきており、更にIgE（RIST）も低下しているのがおわかりいただけるものと思います。このことは、アトピー性皮膚炎が沈静化を示しているものであり、ステロイド剤で治療している時にあらわれる、症状の寛解、増悪を繰り返す現象はみられていないのです。

現在は、痒みの程度も軽く、日常生活に支障をきたしている状態ではないのですが、治癒といえるまでは、もう少し時間を要すると考えられます。

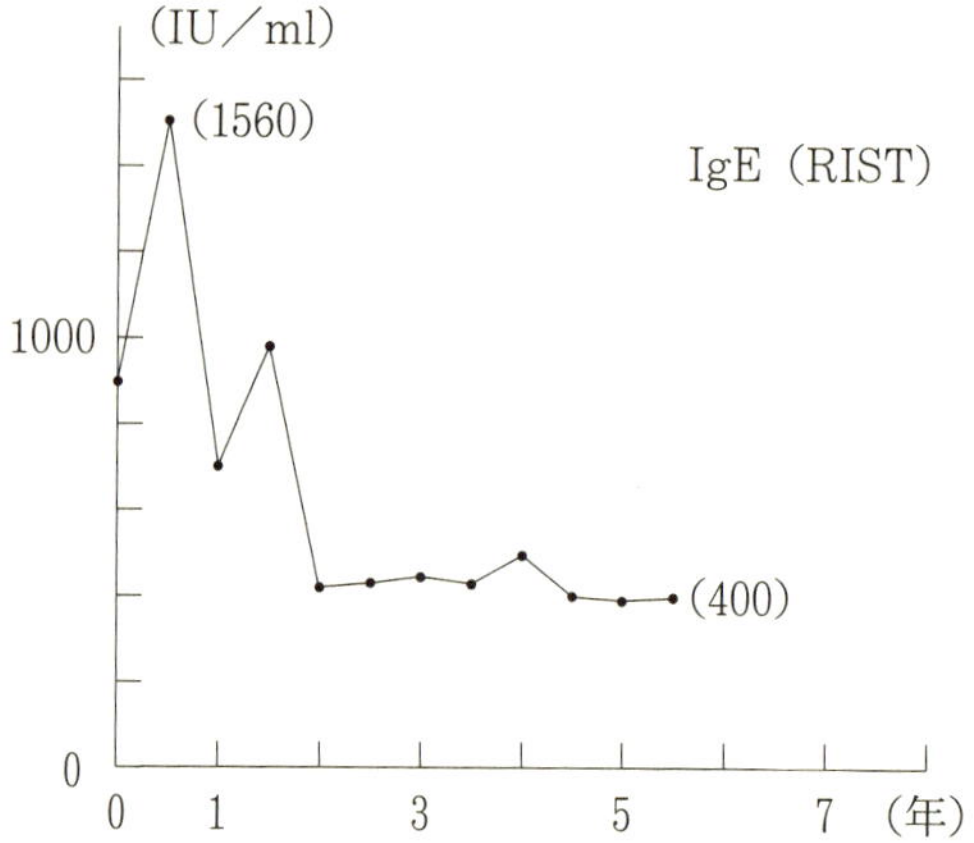
(IU／ml)
(1560)
IgE（RIST）
1000
(400)
0
0
1
3
5
7
(年)

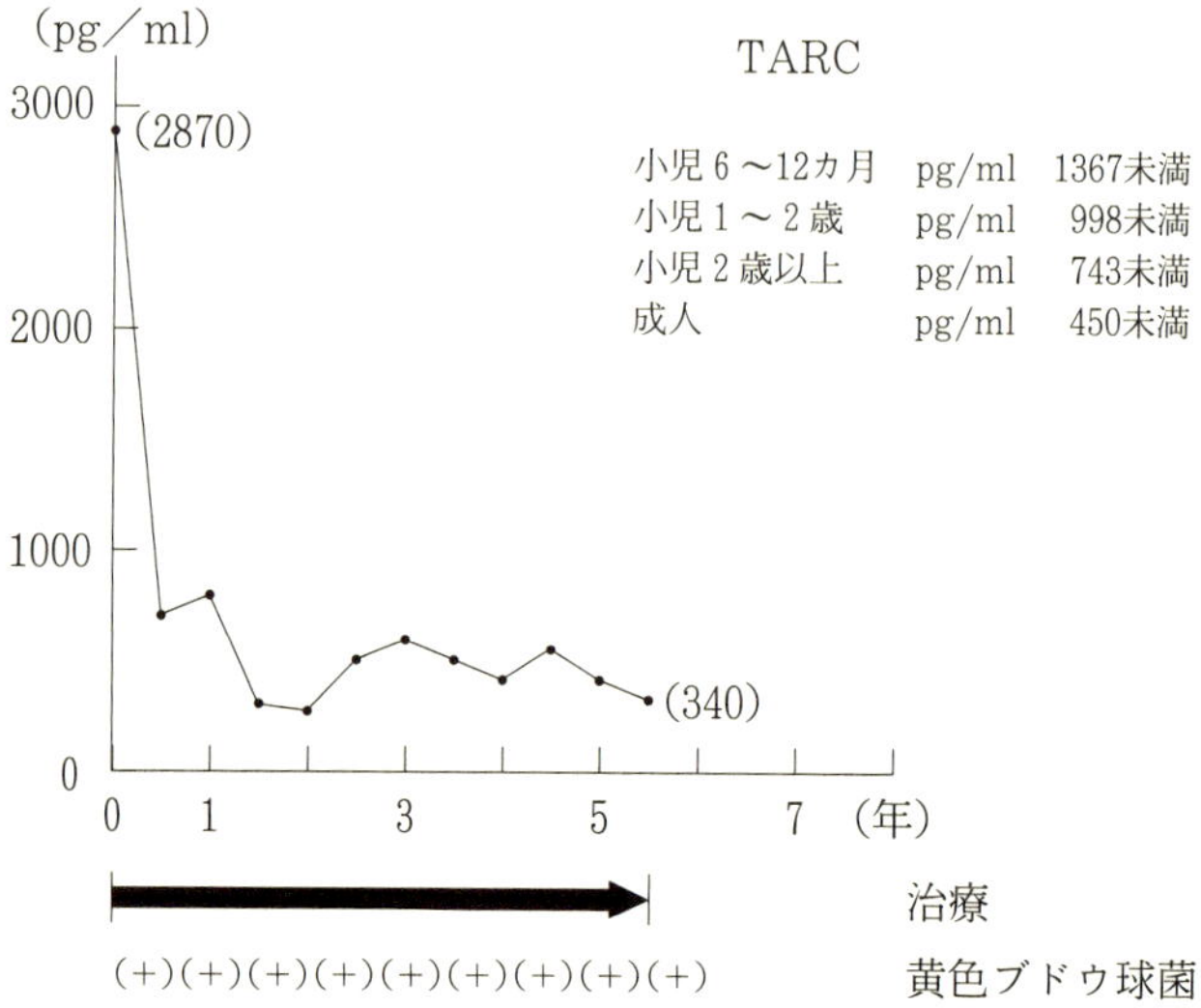
(pg／ml)
TARC
3000
(2870)
小児 6 ～12カ月　pg/ml　1367未満
小児 1 ～ 2 歳　pg/ml　998未満
小児 2 歳以上　pg/ml　743未満
成人　pg/ml　450未満
2000
1000
(340)
0
0
1
3
5
7
(年)
治療
(＋)(＋)(＋)(＋)(＋)(＋)(＋)(＋)(＋)
黄色ブドウ球菌

過剰な食物制限をさせられて……

7カ月　男児

生後3カ月半頃より、皮膚が全体にカサカサになってきたので、近医を受診したところ、ベビー石鹸を使用しやさしく手で洗うように指示をされ、そのようにしていたのですが、良くなる気配はなく、生後4カ月頃からステロイドの塗り薬を使用するようになっていったそうです。使用すると症状はすぐに消えるのですが、しばらくするとまた症状が出てくるといったことの繰り返しで、一向に良くなってこないと感じていたようです。

生後7カ月になり、母親の友人から当院を紹介されて受診となったのです。

診察した時に気になったのは、アトピー性皮膚炎もさることながら、体重が5300gと、生後7カ月にしては低体重であり、軽度の貧血を呈していたということでした。話を伺ってみると、近医でおこなったアレルギー検査で、IgE（RAST）の結果、卵白、牛乳、小麦の値がクラス6、大豆の値がクラス5と強陽性を示していた為に、母乳栄養だったことから、母親が、玉子、牛乳を含む乳製品、小麦、大豆、肉類を全て禁止されていたことでした。もちろん、この児も食べたことは一切なく、離乳食といえば、アレルギー米と称される米を使ったお粥と野菜スープだけだったそうで、我ながら驚いたことを思い出すのでした。更に、当院受診1カ月前からは、ステロイドの塗り薬を中止し民間療法を行っていたそうです。

そして、アトピー性皮膚炎の症状といえば、顔、首、上肢、下肢はガサガサが強く、皮膚が肥厚した苔癬化状態であり、強い赤みも伴っていたのです。体の中心部もガサガサの強い状態で痒みが強いらしく、掻きむしる姿が印象的でした。まず、食物がアトピー性皮膚炎の原因になることはないことを説明し、現在の症状は、ステロイド剤の使用によるリバウンドであることを話し、治療に入ることにしたのです。

離乳食の方法については、アレルギー米から通常の米に変更すること、何でも少量ずつ試してみることにして、I型アレルギーである蕁麻疹には注意することを説明したのです。

治療開始2週間で、ガサガサ状態は変わらなかったのですが、赤みは少々減少したようでした。離乳食は、普通の米に変更し、豆腐や小麦類から開始したのですが、アトピー性皮膚炎の悪化もなく蕁麻疹も出なかったそうで、安心した様子でした。その後も治療を続行していったのですが、生後9カ月になっても、体重は6kg前後と低体重であり、離乳食の量と回数を少しずつ増やすように話をしたのでした。当然、肉類、油、乳製品、魚類などの食品も少量ずつ開始するようにして、体重は徐々に増加していき、蕁麻疹等のアレルギー症状は出現しなかったのです。そして、発達の遅れもあり、生後10カ月の時点で、お座りはできるものの、ハイハイができずにいたのです。

しかし、治療開始5カ月になったところで、顔、首、体のガサガサはほとんどなくなり、四肢にガサガサが残るだけになったのです。食事の量も種類も増え、体重の増加も7kgまで増加し、つかまり立ちができるようにまでなったのです。

治療開始2年半で、カサカサの皮膚はなくなり、一見正常な皮膚と思われたのでしたが、皮膚表面の細菌培養検査で、黄色ブドウ球菌が検出された為、現在も治療を続けているのです。

この例は、過度の食物制限を指示され、成長、発達の遅れをきたした例なのですが、食物制限の解除によっても、アトピー性皮膚炎は悪化せずに改善し、成長と発達の遅れをとりもどすことができたのでした。

ＩｇＥ（ＲＩＳＴ）、ＴＡＲＣの検査値を考えても、もう少し治療を続行する必要があると考えているのです。

治療開始時のＩｇＥ（ＲＩＳＴ）、ＴＡＲＣの値は共に高値を示している例です。

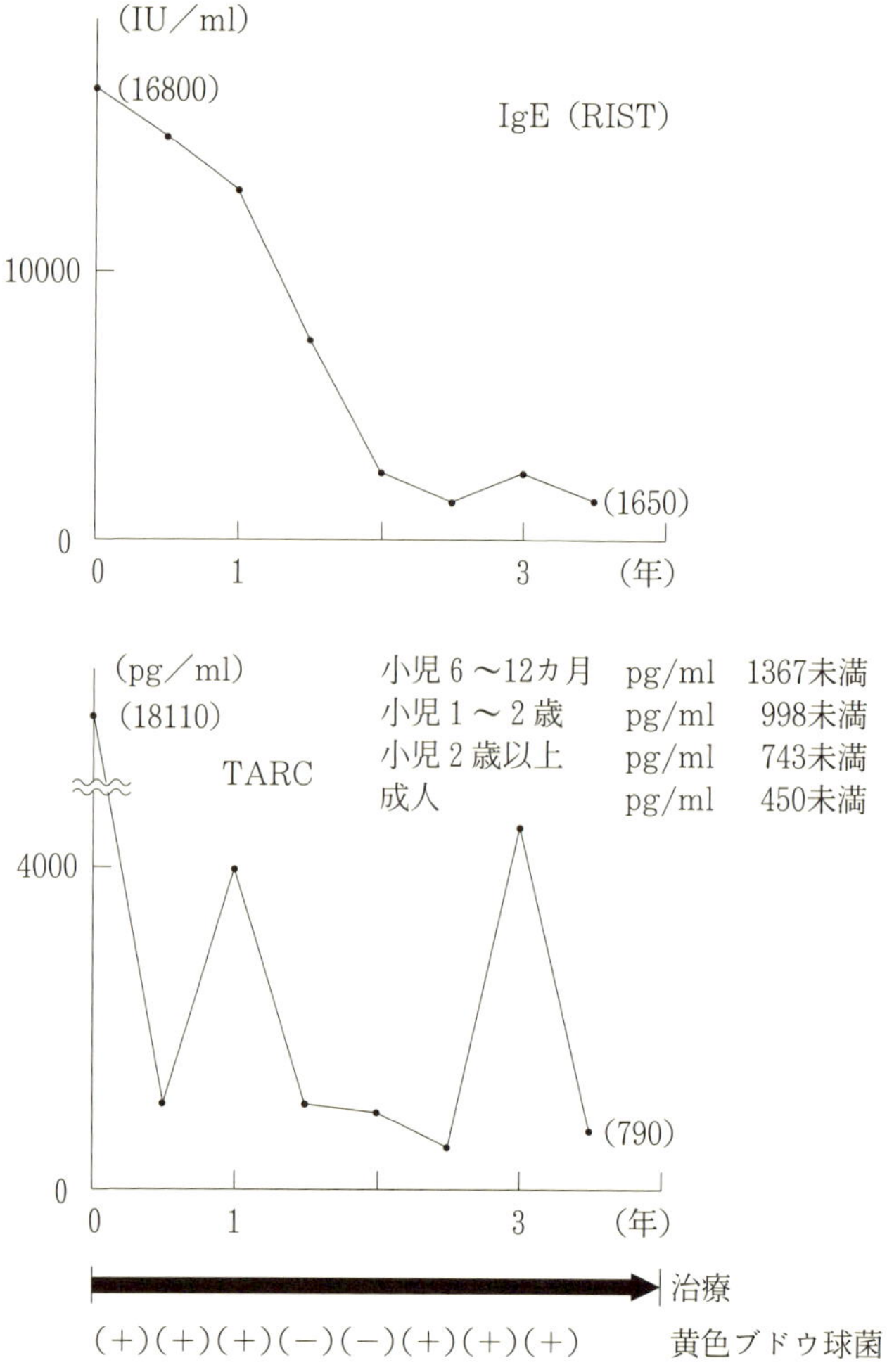
(IU／ml)
(16800)
IgE (RIST)
10000
0
(1650)
0
1
3
(年)
(pg／ml)
(18110)
TARC
小児 6 ～12カ月　pg/ml　1367未満
小児 1 ～ 2 歳　pg/ml　998未満
小児 2 歳以上　pg/ml　743未満
成人　pg/ml　450未満
4000
0
(790)
0
1
3
(年)
治療
(+)(+)(+)(−)(−)(+)(+)(+)
黄色ブドウ球菌

治療開始後、しばらくしてからリバウンドが

27歳　女性

幼少期より、アトピー性皮膚炎と診断され、ステロイドの塗り薬を症状が悪くなった時に時々使用していたようです。しかし、症状は良くなるどころか悪くなる一方で、思い悩んでいたそうですが、ある時、母親の友人の紹介もあり、27歳の時に当院に来院したのでした。直前までステロイドは使用していたそうです。

診察してみると、顔や、胸腹部、下肢に皮膚炎の症状はなく、首、背中、上肢に軽度のカサカサがあるだけで、アトピー性皮膚炎としては軽症のように思われたのでした。しかし、ステロイドの影響がどの程度残っているかは、その時点では判断できず、後からリバウンドがくる可能性もあることを説明し、治療に入ったのでした。

治療開始1カ月頃には、上肢と右大腿部に発赤と強いガサガサがあらわれたものの、他の場所は悪化もなく経過していったのですが、治療開始6カ月後位から、上肢、胸部、右大腿部を中心に徐々に症状が悪化してきたのでした。その状態がしばらく続き、開始1年目頃には、ようやく症状も軽くなってきて、良くなったり悪くなったりを繰り返していた

のです。

そして、開始2年6カ月頃より、首、胸部、上肢を中心にガサガサと赤みが強くなり、リンパ液の浸出でジュクジュク状態が続くようになったのでした。

この状態がリバウンド症状であることを説明し、当分の間辛抱するように話をしたのでした。その後、1年から1年半にわたり、リンパ液によるジュクジュクが出たり消えたりの繰り返しで、長期に及んだのですが、ようやく症状が落ち着いてきたのは、治療開始5年を経た頃でした。症状として、ガサガサの皮膚は柔らかさを増し、赤みが出てくることはなくなり、ジュクジュクも出なくなっていったのです。この頃から、痒みで夜間目覚めることはなくなり、本人も症状が軽くなってきていることを感じとっていたようでした。

そして、治療6年目位で、ガサガサの部分は右上肢の一部だけとなり、他の部分は軽度のカサカサ状態にもどったのでした。

現在、8年半を経過しているのですが、症状の悪化はなく痒みもほとんどない状態で、日常生活に支障をきたすことはなく、完治までもう少しといった感じです。

この例は、治療初期にはステロイドのリバウンド症状をおこさず、治療開始2年半と、比較的長い期間を経てリバウンド症状を発症した例なのです。

IgE（RIST）や、TARCの動きからも理解いただけるかと思います。

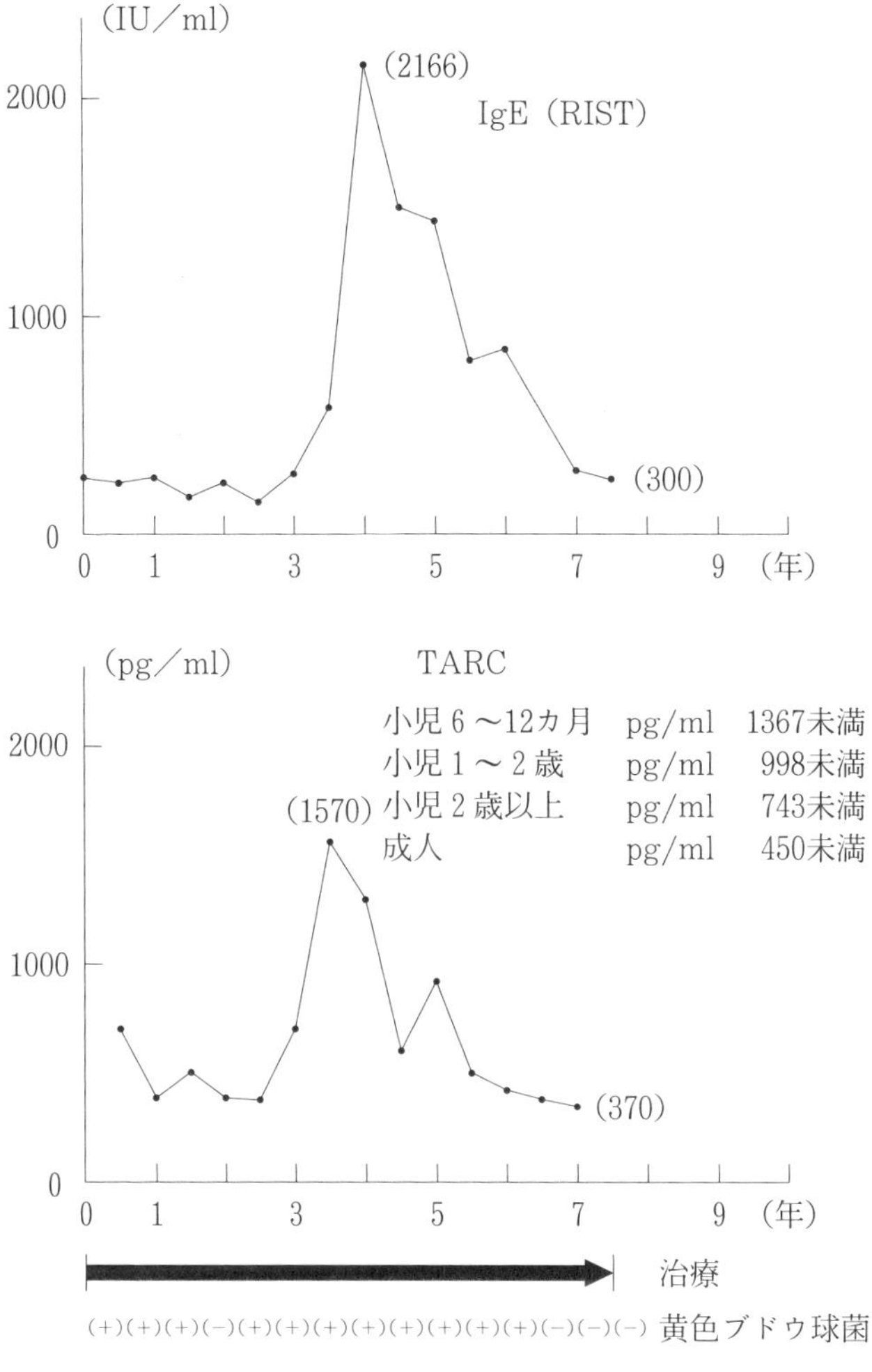

主婦湿疹といわれたことも

12歳　女児

生後3カ月頃より、乳児湿疹の診断を受け、ステロイドの塗り薬を時々使用していたそうです。抗アレルギー剤の内服も、時に併用していたそうですが、症状は、良くなったり悪くなったりの繰り返しで、極端に悪化することはなかったのですが、改善する傾向もなく、知人から、当院の話を聞き来院したのでした。その時まで、ステロイドは時々使用していたそうです。

診察してみると、顔のカサカサは軽度だったのですが、首、体、四肢の皮膚はガサガサしていて、特に手首、手指に至っては、ゴワゴワした硬い状態になっていたのです。手のひらにも小さな水疱が多数集合した状態のところがみられ、指の一部にもあったのです。このことを尋ねてみると、以前に主婦湿疹と診断され、ステロイド以外に治らないと云われていたようです。

実は、主婦湿疹といわれているその症状は、アトピー性皮膚炎の手や指に出る特有の症状であり、特別な病気ではないと説明をしたのです。本人も母親も、別な病気と思い込んでいたこともあり、少し安心したような表情をみせたのでした。

治療開始後、ステロイドのリバウンド症状もさほど強く出ず、治療3カ月後には、首と下肢のカサカサ症状は軽度になってきたのでした。ただ、手の平と指の水疱については、出たり消えたりの繰り返しで痒みは続いていたのです。

治療開始後、7カ月になり体、上肢のカサカサ状態は軽度となっていたのですが、手の平、指は相変わらずガサガサが続き、水疱の状態も同じ繰り返しでした。痒みも症状の強いところに集中する為、終始気になる様子でした。

治療開始1年半頃からは、症状は安定してきており、手の平、指を含めて悪化することはなくなってきたのです。

そして、3年目頃からは指に軽度のカサカサと少数の水疱ができるだけとなってきたのです。他の部分の皮膚は、正常な皮膚となっており、痒みが出ることはありませんでした。手指を含め、症状が完全に消失したのは、治療開始から6年の歳月がたってからのことでした。

6年9カ月でこの治療を終了し、その後2年間経過をみたのですが、再発することはなく通院終了となったのです。

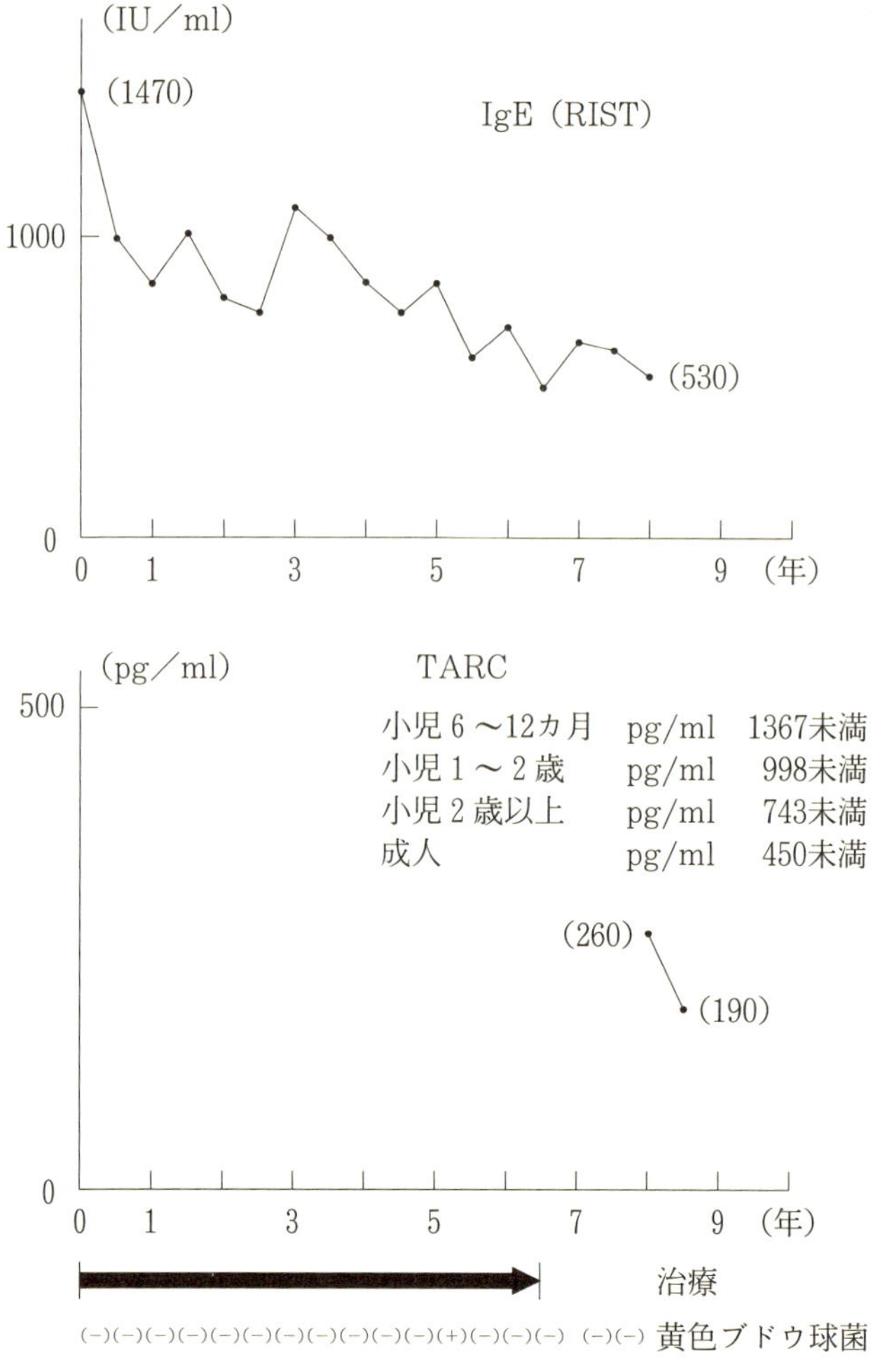
(IU／ml)
(1470)
IgE（RIST）
1000
(530)
0
0 1 3 5 7 9（年）
(pg／ml)
TARC
500
小児 6 ～12カ月 pg/ml 1367未満
小児 1 ～ 2 歳 pg/ml 998未満
小児 2 歳以上 pg/ml 743未満
成人 pg/ml 450未満
(260)
(190)
0
0 1 3 5 7 9（年）
治療
(−)(−)(−)(−)(−)(−)(−)(−)(−)(−)(−)(+)(−)(−)(−) (−)(−) 黄色ブドウ球菌

この症例は、最初の検査で黄色ブドウ球菌が検出されず、経過中一度だけ検出された例です。健常な皮膚にもどるまでに時間を要し、辛抱強く治療を続けてくれた結果、アトピー性皮膚炎から脱却できた例なのです。

あとがき

この20数年間のアトピー性皮膚炎に対する強酸性水による治療を通じて、さまざまのことが明らかになってきたのでした。

アトピー性皮膚炎の原因は、皮膚に生着した黄色ブドウ球菌によるⅣ型アレルギー反応の可能性が高いと考えられること、ステロイドの使用は、逆に症状を悪化させるため誤りであること、それらのことを中心に記述したつもりです。

昨今のアトピー性皮膚炎に対する治療の考え方は、ステロイドの使用で症状を抑え込むことだけを考えているため、そのことが後にアトピー性皮膚炎の重症化をもたらす原因になっている（医原病）ことを認識すべきと考えるのです。プロアクティブ療法がその代表的なものであると思われてなりません。

ステロイドは、基本的には対症療法の手段であることを認識し、忘れてはならないことだと考えます。

強酸性水を用いたこの治療法は、現在のところ完治させることができる唯一の方法であると思っています。

この治療をするに当たっては、時間と根気が必要であることは述べた通りですが、正常な皮膚をとり戻すことができるという目標に向かって、つき進んでいってほしいと願うばかりです。

わたしも、更なる良い治療法を捜し求める努力を続け、アトピー性皮膚炎という病気が消えていくことを願って筆を置きます。

新・アトピーが消える日——アトピーの原因が明らかに——

平成二十九年十月十日　第一刷発行

著者　伊藤仁
発行者　石澤三郎
発行所　株式会社　栄光出版社
〒140-0002 東京都品川区東品川1の37の5
電話　03（3471）1235
FAX　03（3471）1237

検印省略

印刷・製本　モリモト印刷(株)

ISBN 978-4-7541-0159-6